皮肤病
经方时方辨治心法

主　编　欧柏生

中国健康传媒集团
中国医药科技出版社

内容提要

本书是欧柏生教授根据多年临床经验，总结了临床上常用的 97 首经方、81 首时方和 19 首经验方治疗皮肤病的应用方法，从方剂的药物组成、服用方法、功用、今用处方、经典方证、方证要点、适用病症、注意事项等方面多层次阐述，重点介绍了各个方剂的适用病症，拓展了经方和时方在皮肤科的应用。有助于临床医生，尤其是医学生建立经方治疗皮肤病的用药思维体系，可作为皮肤科工具书使用。

图书在版编目（CIP）数据

皮肤病经方时方辨治心法 / 欧柏生主编．—北京：中国医药科技出版社，2018.7

ISBN 978-7-5214-0314-5

Ⅰ.①皮…　Ⅱ.①欧…　Ⅲ.①皮肤病—验方—汇编　Ⅳ.①R289.5

中国版本图书馆CIP数据核字（2018）第110980号

美术编辑　陈君杞

版式设计　友全图文

出版　**中国健康传媒集团** | 中国医药科技出版社

地址　北京市海淀区文慧园北路甲 22 号

邮编　100082

电话　发行：010-62227427　邮购：010-62236938

网址　www.cmstp.com

规格　710 × 1000mm $^{1}/_{16}$

印张　$17\,^{1}/_{4}$

字数　228 千字

版次　2018 年 7 月第 1 版

印次　2023 年 3 月第 3 次印刷

印刷　三河市万龙印装有限公司

经销　全国各地新华书店

书号　ISBN 978-7-5214-0314-5

定价　42.00 元

编委会

主　编：欧柏生

副主编：黄　森　曾丽莉　冯雪雯

编　委：欧柏生　黄　森　曾丽莉

欧东方　魏　飞　冯雪雯

前言

《皮肤病经方时方辨治心法》介绍了欧柏生教授临床上常用的经方、时方和自拟方治疗皮肤病的心得体会，特别是在治疗白癜风的方剂方面进行了较为深入的探析，本书从方剂的药物组成、服用方法、功用、今用处方、经典方证、方证要点、适用病症、注意事项等方面多层次阐述了临床上常用的97首经方、81首时方和19首经验方，重点介绍了各个方剂的适用病症，拓展了经方和时方在皮肤科的应用。对于每个方剂的辨证要点，仁者见仁，智者见智，所以本书对方剂的经典方证和应用要点和重点尽可能一一罗列，以供读者根据自己的临床应用经验取舍。特别需要指出的是本书方剂的剂量仅供参考，不可盲目照搬使用，一定要在专业中医大夫的指导下处方使用；中药的副作用也是很多的，长期应用建议检查肝肾功能、B超和心电图等。经典方证中的阿拉伯数字是《伤寒论》原文的序号。本书获2014年国家自然科学基金项目（No：81460732）和2014年广西壮族自治区自然科学基金项目（No：2014GXNSFAA118141）资助，在此向国家自然科学基金委和广西自然科学基金委表示衷心的感谢！

目录

经方

桂枝汤类方

麻黄汤类方

栀子豉汤类方

五苓散类方

附子汤类方

抵当汤类方

甘草汤类方

时 方

解表剂

和解剂

清热剂

温里剂

补益剂

欧柏生教授经验方

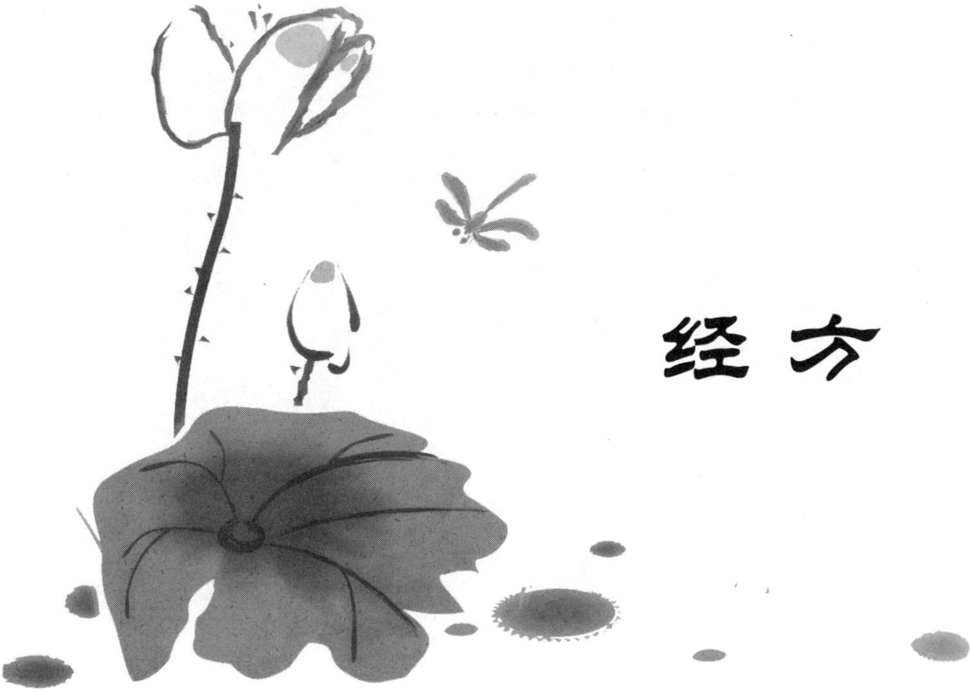

经方

桂枝汤类方

桂枝汤

（《伤寒论》《金匮要略》）

【药物组成】桂枝三两，去皮　芍药三两　甘草二两，炙　生姜三两，切　大枣十二枚，擘

【服用方法】上五味，㕮咀三味，以水七升，微火煮取三升，去滓，适寒温，服一升。服已须臾，啜热稀粥一升余，以助药力，温覆令一时许，遍身漐漐微似有汗者益佳；不可令如水流漓，病必不除。若一服汗出病瘥，停后服，不必尽剂；若不汗，更服，依前法；又不汗，后服小促其间，半日许令三服尽。若病重者，一日一夜服，周时观之，服一剂尽，病证犹在者，更作服；若汗不出，乃服至二三剂。禁生冷、黏滑、肉面、五辛、酒酪、臭恶等物。

【功　　用】解肌发汗，调和营卫。

【今用处方】桂枝 15g，白芍 15g，炙甘草 10g，生姜 15g，大枣 15g。

【经典方证】

（1）太阳中风，阳浮而阴弱，阳浮者，热自发；阴弱者，汗自出。啬啬恶寒，淅淅恶风，翕翕发热，鼻鸣干呕者，桂枝汤主之。（12）

（2）太阳病，头痛、发热、汗出、恶风，桂枝汤主之。（13）

（3）太阳病，下之后，其气上冲者，可与桂枝汤，方用前法；若不上冲者，不得与之。（15）

（4）太阳病三日，已发汗，若吐、若下、若温针，仍不解者，此为坏病，桂枝不中与之也。观其脉证，知犯何逆，随证治之。桂枝本为解肌，若其人脉浮紧、发热、汗不出者，不可与之也。常须识此，勿令误也。（16）

（5）若酒客病，不可与桂枝汤，得之则呕，以酒客不喜甘故也。（17）

（6）凡服桂枝汤吐者，其后必吐脓血也。（19）

（7）太阳病，初服桂枝汤，反烦，不解者，先刺风池、风府，却与桂枝汤则愈。（24）

（8）服桂枝汤，大汗出，脉洪大者，与桂枝汤，如前法。若形似疟，一日再发者，汗出必解，宜桂枝二麻黄一汤。（25）

（9）太阳病，外证未解，脉浮弱者，当以汗解，宜桂枝汤。（42）

（10）太阳病，外证未解，不可下也，下之为逆；欲解外者，宜桂枝汤。（44）

（11）太阳病，先发汗不解，而复下之，脉浮者不愈。浮为在外，而反下之，故令不愈。今脉浮，故在外，当须解外则愈，宜桂枝汤。（45）

（12）病常自汗出者，此为荣气和。荣气和者，外不谐，以卫气不共荣气谐和故尔。以荣行脉中，卫行脉外。复发其汗，荣卫和则愈。宜桂枝汤。（53）

（13）病人脏无他病，时发热，自汗出，而不愈者，此卫气不和也。先其时发汗则愈，宜桂枝汤。（54）

（14）伤寒不大便六七日，头痛有热者，与承气汤；其小便清者（一云大便青），知不在里，仍在表也，当须发汗。若头痛者必衄。宜桂枝汤。（56）

（15）伤寒发汗已解，半日许复烦，脉浮数者，可更发汗，宜桂枝汤。（57）

（16）伤寒，医下之，续得下利清谷不止，身疼痛者，急当救里；后身疼痛，清便自调者，急当救表，救里宜四逆汤，救表宜桂枝汤。（91）

（17）太阳病，发热汗出者，此为荣弱卫强，故使汗出。欲救邪风者，宜桂枝汤。（95）

（18）伤寒大下后复发汗，心下痞、恶寒者，表未解也。不可攻痞，当先解表，表解乃可攻痞；解表宜桂枝汤，攻痞宜大黄黄连泻心汤。（164）

（19）阳明病，脉迟、汗出多，微恶寒者，表未解也，可发汗，宜桂枝汤。（234）

（20）病人烦热，汗出则解，又如疟状，日晡所发热者，属阳明也。脉实者，宜下之；脉浮虚者，宜发汗。下之与大承气汤，发汗宜桂枝汤。（240）

（21）太阴病，脉浮者，可发汗，宜桂枝汤。（276）

（22）下利腹胀满，身体疼痛者，先温其里，乃攻其表；温里宜四逆汤，

攻表宜桂枝汤。（372）

（23）吐利止而身痛不休者，当消息和解其外，宜桂枝汤小和之。（387）

（24）下利腹胀满，身体疼痛者，先温其里，乃攻其表。温里宜四逆汤，攻表宜桂枝汤。（《金匮要略·呕吐哕下利病脉证治第十七》）

（25）师曰：妇人得平脉，阴脉小弱，其人渴，不能食，无寒热，名妊娠，桂枝汤主之。于法六十日当有此证，设有医治逆者，却一月，加吐下者，则绝之。（《金匮要略·妇人妊娠病脉证并治第二十》）

（26）产后风，续之数十日不解，头微痛，恶寒，时时有热，心下闷，干呕，汗出，虽久，阳旦证续在耳，可与阳旦汤。（《金匮要略·妇人产后病脉证治第二十一》）

【方证要点】自觉发热，汗出恶风，心动悸，腹痛，脉浮弱。

【适用病症】

（1）白癜风 适用于各种类型的白癜风，可作为治疗白癜风的基本方应用。临床根据病情常合用柴胡剂、麻黄剂、阳和汤、当归四逆汤、温经汤、当归饮子、当归芍药散、薯蓣丸、胶艾四物汤、八珍汤、血府逐瘀汤、玉屏风散、过敏煎、七宝美髯丹、十全大补汤等方剂治疗。

（2）过敏性皮肤病 如湿疹、荨麻疹、异位性皮炎、激素依赖性皮炎等，若见汗出恶风，心动悸，腹痛，脉浮弱等症，均有应用的机会。根据临床表现可选择玉屏风散、过敏煎、柴胡剂、麻黄剂、半夏剂、附子剂、干姜剂、当归芍药散、乌梅丸、当归四逆汤、理中丸等方剂合用。桂枝汤乃天下第一方，在治疗过敏性皮肤病方面应用的机会非常多，治疗荨麻疹可以酌加荆芥、防风、蝉蜕、路路通等中药。治疗湿疹可以酌加白鲜皮、地肤子、地骨皮等中药。治疗异位性皮炎可合柴胡剂，酌加白术、茯苓、山药、麦冬、制首乌等中药治疗。治疗激素依赖性皮炎酌加生地、赤芍、麦冬、金银花、连翘等中药治疗。

（3）病毒疹 各种发热性病毒疹，如水痘、风疹、带状疱疹、麻疹等，或与病毒感染有关的皮肤病如多形红斑、玫瑰糠疹等，若出现自觉发热，汗出恶风，均有应用的机会，结合临床表现可合用小柴胡汤，或银翘散，或升麻葛根汤等方剂加减运用。

（4）痤疮、酒糟鼻、脂溢性皮炎 若见汗出恶风、心动悸、腹痛、脉浮弱等症，均有应用本方的机会。根据临床表现适当酌加白芷、浙贝母、生牡蛎、荆芥、皂角刺、薏苡仁之品。

（5）银屑病 患者皮疹以斑块银白色鳞屑为主，自觉瘙痒，若见汗出恶风，心动悸，腹痛，脉浮弱，可投本方合当归饮子酌加蒺藜、乌梢蛇等中药治疗。

（6）过敏性紫癜 若见自觉发热，汗出恶风，心动悸，腹痛，脉浮弱，则有应用的机会。治疗过敏性紫癜合用小柴胡汤的机会较多。

（7）多汗症（包括手足多汗症） 若见自觉发热，汗出恶风，心动悸，腹痛，脉浮弱，可投本方合方玉屏风散酌加浮小麦、麻黄根、糯稻根、煅龙骨、煅牡蛎等中药治疗。

（8）冻疮、雷诺病 若见自觉发热，汗出恶风，心动悸，腹痛，脉浮弱，可投本方合方当归四逆汤治疗。

（9）寻常型鱼鳞病 患者周身皮肤干燥，呈鱼鳞状或蛇皮状改变，夜间瘙痒明显，若见自觉发热，汗出恶风，心动悸，腹痛，脉浮弱，可投本方合方当归饮子治疗。

【注意事项】

（1）桂枝本为解肌，若其人脉浮紧、发热、汗不出者，不可与之也。常须识此，勿令误也。

（2）若酒客病，不可与桂枝汤，得之则呕，以酒客不喜甘故也。

（3）温病患者不宜应用。

桂枝加葛根汤

（《伤寒论》）

【药物组成】葛根四两　芍药二两　生姜三两，切　甘草二两，炙　大枣十二枚，擘　桂枝二两，去皮

【服用方法】上六味，以水一斗，先煮葛根减二升，去上沫，内诸药，煮取三升，去滓，温服一升。覆取微似汗，不须啜粥，余如桂枝法将息及禁忌。

【功　　用】解肌生津，舒经通脉。

【今用处方】葛根30~50g，桂枝15g，白芍15g，炙甘草10g，生姜15g，大枣15g。

【经典方证】

太阳病，项背强几几，反汗出恶风者，桂枝加葛根汤主之。（14）

【方证要点】畏寒怕风，颈肩背部强直疼痛，多汗口渴下利。

【适用病症】

（1）白癜风　患者素来畏寒怕风，颈肩背部强直疼痛，多汗口渴下利，可投本方合当归四逆汤，酌加补骨脂、苏叶、菟丝子等中药治疗。

（2）荨麻疹　患者素来畏寒怕风，颈肩背部强直疼痛，多汗，口渴，下利，可投本方酌加荆芥、防风、路路通、蝉蜕等中药治疗。

（3）湿疹　患者素来畏寒怕风，颈肩背部强直疼痛，多汗，口渴，下利，可投本方酌加白鲜皮、地骨皮、荆芥等中药治疗。

（4）带状疱疹、带状疱疹后遗神经痛　患者素来畏寒怕风，颈肩背部强直疼痛，多汗，口渴，下利，可投本方酌加全蝎、马钱子、白术等中药治疗。

（5）银屑病　患者素来畏寒怕风，颈肩背部强直疼痛，多汗，口渴，下利，可投本方酌加菝葜、乌梅、白术、土茯苓、乌梢蛇等中药治疗。

【注意事项】参考桂枝汤。

桂枝加附子汤

（《伤寒论》）

【药物组成】桂枝三两，去皮　芍药三两　甘草三两，炙　生姜三两，切　大枣十二枚，擘　附子一枚，炮，去皮，破八片

【服用方法】上六味，以水七升，煮取三升，去滓，温服一升。本云桂枝汤，今加附子，将息如前法。

【功　　用】调和营卫，固表扶阳。

【今用处方】桂枝15g，白芍15g，炙甘草10g，生姜15g，大枣15g，制附子15~30g（先煎1小时）。

【经典方证】

太阳病，发汗，遂漏不止，其人恶风，小便难，四肢微急，难以屈伸

者，桂枝加附子汤主之。（20）

【方证要点】汗出不止，关节疼痛难以屈伸，恶风寒，疲倦乏力，脉沉。

【适用病症】

（1）白癜风 患者畏寒多汗，疲倦乏力，嗜睡，关节疼痛，脉沉，可投本方合当归四逆汤或阳和汤治疗。

（2）关节型银屑病 患者若伴有畏寒多汗，关节疼痛屈伸不利，疲倦嗜睡，脉沉，可投本方酌加菝葜、土茯苓、乌梅、细辛等中药治疗。

（3）带状疱疹、带状疱疹后遗神经痛 患者多汗，关节疼痛屈伸不利，疲倦嗜睡，恶风寒，脉沉，可投本方合真武汤治疗。

（4）荨麻疹、荨麻疹型血管炎 患者若伴关节疼痛，多汗，疲倦乏力，恶风寒，脉沉，可投本方合玉屏风散，酌加荆芥、防风、蝉蜕、路路通等中药治疗。

（5）多汗症 患者多汗自汗，关节疼痛难以屈伸，恶风寒，脉沉，可投本方酌加煅龙骨、煅牡蛎等中药治疗。

【注意事项】制附子建议先煎煮1小时。其他参考桂枝汤。

小建中汤

（《伤寒论》《金匮要略》）

【药物组成】桂枝三两，去皮 甘草二两，炙 大枣十二枚，擘 芍药六两 生姜三两，切 胶饴一升

【服用方法】上六味，以水七升，煮取三升，去滓，内饴，更上微火消解。温服一升，日三服。呕家不可用建中汤，以甜故也。

【功　　用】温中补虚，和里缓急。

【今用处方】桂枝15g，炙甘草10g，大枣10g，白芍30g，生姜10g，胶饴30g。

【经典方证】

（1）伤寒，阳脉涩，阴脉弦，法当腹中急痛，先与小建中汤；不瘥者，小柴胡汤主之。（100）

（2）伤寒二三日，心中悸而烦者，小建中汤主之。（102）

（3）虚劳里急，悸，衄，腹中痛，梦失精，四肢酸疼，手足烦热，咽干口燥，小建中汤主之。（《金匮要略·血痹虚劳病脉证并治第六》）

（4）男子黄，小便自利，当与虚劳小建中汤。（《金匮要略·黄疸病脉证并治第十五》）

（5）妇人腹中痛，小建中汤主之。（《金匮要略·妇人杂病脉证并治第二十二》）

【方证要点】 主治中焦虚寒，肝脾不和证。腹中拘急疼痛，喜温喜按，神疲乏力，虚怯少气；或心中悸动，虚烦不宁，面色无华；或伴四肢酸楚，手足烦热，咽干口燥。舌淡苔白，脉细弦。

【适用病症】

（1）白癜风 患者面色无华，时有腹痛，喜温喜按，神疲乏力，虚怯少气，心悸，虚烦不宁，舌淡苔白，脉细弦，可投本方酌加补骨脂、白芷、白术、菟丝子、苏叶等中药治疗。

（2）荨麻疹 患者面色无华，时有腹痛，喜温喜按，多汗，脾气急躁，舌淡苔白，脉细弦，可投本方合方小柴胡汤酌加荆芥、防风、路路通、蝉蜕等中药治疗。

（3）带状疱疹后遗神经痛 患者面色无华，时有腹痛，喜温喜按，神疲乏力，虚怯少气，心悸，虚烦不宁，舌淡苔白，脉细弦，可投本方酌加全蝎、蜈蚣、徐长卿等中药治疗。

（4）异位性皮炎 患者面色无华，时有腹痛，喜温喜按，神疲乏力，虚怯少气，心悸，虚烦不宁，舌淡苔白，脉细弦，可投本方合方小柴胡汤酌加连翘、莲子、竹叶、白鲜皮、地骨皮、土茯苓、白术、茯苓等中药治疗。

（5）过敏性紫癜 患者平素容易感冒，多汗，面色无华，时有腹痛，喜温喜按，神疲乏力，虚怯少气，心悸，虚烦不宁，舌淡苔白，脉细弦，可投本方合玉屏风散酌加仙鹤草等中药治疗。

【注意事项】

（1）肥胖者，或恶寒发热无汗者，或发热、烦躁、口渴引饮、舌红、苔干或黄腻者，当慎用或忌用。

（2）高血糖者可适当减少饴糖用量或不用。

（3）部分患者服用本方时，可出现肠鸣腹泻等症，应减少白芍用量。

（4）呕吐或中满者不宜使用；阴虚火旺之胃脘疼痛忌用。

黄芪建中汤

（《金匮要略》）

【药物组成】 桂枝三两，去皮　甘草二两，炙　大枣十二枚，擘　芍药六两　生姜三两，切　胶饴一升　黄芪一两半

【服用方法】 上七味，以水七升，煮取三升，去滓，内饴，更上微火消解，温服一升，日三服。呕家不可用建中汤，以甜故也。

【功　　用】 温中补虚，缓急止痛。

【今用处方】 桂枝 15g，炙甘草 10g，大枣 15g，白芍 30g，生姜 15g，胶饴 30g，黄芪 30~60g。

【经典方证】

虚劳里急，诸不足，黄芪建中汤主之。(《金匮要略·血痹虚劳病脉证并治第六》)

【方证要点】

（1）久病消瘦；胃纳不佳，时寒时热，喘促短气，容易汗出；脉虚无力；有操劳过度史；阴虚内热者忌用。（清代名医叶天士总结）

（2）主治中焦虚寒之虚劳里急证。证见畏寒恶风，身体沉重，或有轻度浮肿，腹中时时拘急疼痛，喜温喜按，少气懒言；或心中悸动，虚烦不宁，劳则愈甚，面色无华；或伴神疲乏力，肢体酸软，手足烦热，咽干口燥，舌淡苔白，脉虚大。

【适用病症】

（1）白癜风　患者面色无华，消瘦纳差，腹痛，喜温喜按，时寒时热，喘促短气，畏寒恶风，容易汗出，身体沉重，少气懒言，神疲乏力，手足烦热，咽干口燥，舌淡苔白，脉虚大，可投本方合补中益气汤酌加补骨脂、苏叶等中药治疗。

（2）荨麻疹　患者面色无华，消瘦纳差，腹痛隐隐，喜温喜按，时寒时热，畏寒恶风，容易汗出，身体沉重，少气懒言，神疲乏力，舌淡苔白，脉虚大，可投本方酌加荆芥、路路通、防风等中药治疗。

（3）湿疹 患者皮疹为暗红斑，干燥脱屑，自觉瘙痒，多汗，腹痛，神疲乏力，舌淡苔白，脉虚大，可投本方酌加白鲜皮、地骨皮、白术等中药治疗。

（4）口腔溃疡、天疱疮、扁平苔藓、白塞病 患者面色无华，消瘦纳差，腹痛隐隐，喜温喜按，时寒时热，畏寒恶风，容易汗出，心烦失眠，舌淡苔白，脉虚大，可投本方合交泰丸或甘草泻心汤治疗。

（5）异位性皮炎 患者面色无华，消瘦纳差，腹痛隐隐，喜温喜按，时寒时热，畏寒恶风，容易汗出，身体沉重，少气懒言，神疲乏力，舌淡苔白，脉虚大，可投本方酌加白鲜皮、地骨皮、火麻仁、制首乌、连翘、莲子、白术等中药治疗。

【注意事项】同小建中汤。

桂枝加黄芪汤

（《金匮要略》）

【药物组成】桂枝三两　芍药三两　甘草二两　生姜三两　大枣十二枚　黄芪二两

【服用方法】上六味，以水八升，煮取三升，温服一升，须臾饮热稀粥一升余，以助药力，温服取微汗；若不汗，更服。

【功　　用】调和营卫，补气固表。

【今用处方】桂枝 15g，白芍 15g，炙甘草 10g，生姜 15g，大枣 15g，黄芪 30~120g。

【经典方证】

（1）黄汗之病，两胫自冷；假令发热，此属历节。食已汗出，又身常暮卧盗汗出者，此劳气也。若汗出已，反发热者，久久其身必甲错；发热不止者，必生恶疮。若身重，汗出已辄轻者，久久必身瞤，瞤即胸中痛，又从腰以上必汗出，下无汗，腰髋弛痛，如有物在皮中状，剧者不能食，身疼重，烦躁，小便不利，此为黄汗，桂枝加黄芪汤主之。（《金匮要略·水气病脉证并治第十四》）

（2）诸病黄家，但利其小便。假令脉浮，当以汗解之，宜桂枝加黄芪汤

主之。(《金匮要略·黄疸病脉证并治第十五》)

【方证要点】主治太阳中风证与寒湿发黄证。治黄汗，两胫自冷，腰以上有汗，腰髋弛痛，如有物在皮中状，剧则不能食，身疼重，烦躁，小便不利，黄疸，脉浮，有表虚症状者。

【适用病症】

（1）慢性皮肤溃疡　患者若见恶寒怕风，黄汗，皮肤溃疡基底苍白，脓液臭味不明显，疼痛隐隐，可投本方酌加白术、乌梢蛇等中药治疗。

（2）化脓性汗腺炎、毛囊闭锁性三联征、项部疤痕疙瘩性毛囊炎　患者若见恶寒怕风，黄汗，可投本方合托里消毒散治疗。

（3）白色萎缩、变应性皮肤血管炎　患者若见恶寒怕风，黄汗，皮肤溃疡基底苍白，脓液臭味不明显，疼痛隐隐，可投本方酌加白术、牛膝、乌梢蛇等中药治疗。

（4）丘疹性荨麻疹　儿童患者周身特别是四肢反复起丘疱疹，瘙痒明显，若见恶寒怕风，多汗，可投本方治疗。

（5）其他　参考桂枝汤的适用病症。

【注意事项】湿热黄汗证，痰热内蕴证，慎用本方。

桂枝加龙骨牡蛎汤

（《金匮要略》）

【药物组成】桂枝　芍药　生姜各三两　甘草二两　大枣十二枚　龙骨　牡蛎各三两

【服用方法】上七味，以水七升，煮取三升，分温三服。

【功　　用】燮理阴阳，交通心肾。

【今用处方】桂枝 15g，白芍 15g，炙甘草 10g，生姜 15g，大枣 15g，煅龙骨 30g，煅牡蛎 30g。

【经典方证】

夫失精家，少腹弦急，阴头寒，目眩，(一作目眶痛)发落，脉极虚芤迟，为清谷，亡血失精。脉得诸芤动微紧，男子失精，女子梦交。桂枝加龙骨牡蛎汤主之。(《金匮要略·血痹虚劳病脉证并治第六》)

【方证要点】自汗盗汗，烦惊不安，失眠多梦，胸腹动悸，梦交失精，头发脱落，舌淡嫩，苔白，脉浮大无力。

【适用病症】

（1）白癜风 患者素来自汗盗汗，心悸不安，失眠多梦，梦交失精，头发脱落，舌淡嫩，苔白，脉浮大无力，可投本方合七宝美髯丹酌加补骨脂治疗，也可合柴胡加龙骨牡蛎汤化裁治疗。

（2）荨麻疹 患者平素自汗盗汗，烦惊不安，失眠多梦，胸腹动悸，梦交失精，舌淡嫩，苔白，脉浮大无力，可投本方合过敏煎酌加荆芥、防风、路路通等中药治疗。

（3）湿疹、异位性皮炎、瘙痒症 患者素来疲倦，精神高度紧张，失眠多梦，舌淡嫩，苔白，脉浮大无力，可投本方合四君子汤酌加白鲜皮、地骨皮、地肤子等中药治疗。

（4）神经性皮炎 患者素来自汗盗汗，心悸不安，失眠多梦，梦交失精，舌淡嫩，苔白，脉浮大无力，可投本方合逍遥散，酌加白鲜皮、地骨皮治疗。

（5）斑秃 患者素来心悸不安，失眠多梦，梦交失精，舌淡嫩，苔白，脉浮大无力，可投本方合逍遥散，酌加白鲜皮、地骨皮等中药治疗。

（6）银屑病 患者素来心悸不安，汗多，失眠多梦，脱发，舌淡嫩，苔白，脉浮大无力，可投本方酌加补骨脂、菝葜、乌梅等中药治疗。

（7）痤疮 患者自汗盗汗，烦惊不安，失眠多梦，头发脱落，舌淡嫩，苔白，脉浮大无力，可投本方酌加浙贝母、薏苡仁、连翘、白芷、白术等中药治疗。

【注意事项】不宜用散剂，散剂易导致腹胀食欲不振。其余注意事项参考桂枝汤。

茯苓桂枝白术甘草汤

（《伤寒论》《金匮要略》）

【药物组成】茯苓四两　桂枝三两，去皮　白术　甘草各二两，炙

【服用方法】上四味，以水六升，煮取三升，分温三服，小便则利。

【功　　用】温阳化饮，健脾利湿。

【今用处方】茯苓 30g，桂枝 15g，白术 15g，甘草 10g。

【经典方证】

（1）伤寒，若吐若下后，心下逆满、气上冲胸、起则头眩、脉沉紧，发汗则动经，身为振振摇者，茯苓桂枝白术甘草汤主之。(67)

（2）心下有痰饮，胸胁支满，目眩，苓桂术甘汤主之。(《金匮要略·痰饮咳嗽病脉证并治第十二》)

（3）夫短气有微饮，当从小便去之，苓桂术甘汤主之；肾气丸亦主之。(《金匮要略·痰饮咳嗽病脉证并治第十二》)

【方证要点】主治中阳不足之痰饮。胸胁支满，目眩心悸，短气而咳，舌苔白滑，脉弦滑。

【适用病症】

（1）白癜风 患者为桂枝体质，平素容易感冒，眩晕，胸闷，心悸，喷嚏连连，多汗，疲倦，舌苔白滑，脉弦滑，可投本方合附子理中丸酌加补骨脂、白芷、苏叶等中药治疗。

（2）湿疹、异位性皮炎、药疹 患者为桂枝体质，平素容易感冒，眩晕，胸闷，心悸，打喷嚏，多汗，疲倦，皮疹表现渗出明显，色淡，无明显臭味，本方有适用之机会，常合方参苓白术散、理中丸、附子理中丸、香砂六君子汤等。

（3）慢性皮肤溃疡 患者为桂枝体质，疮口不收，脓水清稀，疼痛不显，舌体胖大，有齿痕，苔白润或白滑者，可合用桂枝汤加黄芪治疗。

（4）黄褐斑、眶周黑变病 患者为桂枝体质，有小眼袋，若见眩晕，胸闷，心悸，打喷嚏，多汗，疲倦，舌体胖大，有齿痕，苔白润，常用本方合用附子理中丸治疗。

（5）荨麻疹 患者为桂枝体质，平素容易感冒，眩晕，胸闷，心悸，打喷嚏，多汗，疲倦，皮疹风团温度不高，颜色多苍白，本方有适用之机会，常合桂枝汤、五苓散、四君子汤类方一起应用，酌加荆芥、防风、路路通等祛风止痒之品。

【注意事项】温服，药后忌食生冷。

当归四逆汤

（《伤寒论》）

【药物组成】当归三两　桂枝三两，去皮　芍药三两　细辛三两　甘草二两，炙　通草二两　大枣二十五枚，擘

【服用方法】上七味，以水八升，煮取三升，去滓，温服一升，日三服。

【功　　用】温经散寒，养血通脉。

【今用处方】当归 15g，桂枝 15g，白芍 15g，细辛 15g，炙甘草 10g，通草 10g，大枣 30g。

【经典方证】

手足厥寒，脉细欲绝者，当归四逆汤主之。（351）

【方证要点】**主治血虚寒厥证。手足厥寒，或头、腰、股、腿、足、肩臂疼痛，痛经，口不渴，舌淡苔白，脉沉细或细而欲绝。**

【适用病症】

（1）白癜风　桂枝证且手足厥寒，关节疼痛，脉细欲绝者应用本方有较好的临床疗效。女性合并痛经，冬季好发冻疮者应用更佳。常根据病情合阳和汤、十全大补汤、七宝美髯丹加减治疗疗效更满意。

（2）荨麻疹　慢性荨麻疹若见桂枝证且手足厥寒，关节疼痛，脉细欲绝又合并痛经者，效果颇佳，常酌加荆芥、防风、路路通、蝉蜕等祛风止痒之品。

（3）冻疮　当归四逆汤可以作为冻疮的首选方。

（4）血管炎　白色萎缩、变应性皮肤血管炎、血栓闭塞性脉管炎、寒冷性脂膜炎、雷诺病、网状青斑、结节性红斑、肢端青紫症、小腿瘀滞性皮炎见手足厥寒，关节麻木疼痛，皮疹瘀紫发绀等症，均有应用的机会，常合阳和汤一起应用疗效更佳。

（5）红斑性肢痛症　若见有桂枝证且手足厥寒，脉细欲绝者应用本方有较好的临床疗效。

（6）硬皮病　局限性硬皮病和系统性硬皮病若见有桂枝证且手足厥寒，关节疼痛，脉细欲绝者应用本方有较好的临床疗效，常常合阳和汤、独活寄生汤、十全大补汤等方剂。

（7）带状疱疹 包括带状疱疹后遗神经痛若见桂枝证且手足厥寒，关节疼痛，脉细欲绝者应用疗效满意，可酌加全蝎、蜈蚣等搜风通络止痛之品。

（8）瘙痒症 老年皮肤瘙痒症若见桂枝证且手足厥寒，脉细欲绝者，诸关节疼痛，屈伸不利，合当归饮子疗效满意。

（9）寒冷性多形红斑、寒冷性脂膜炎 若见桂枝证且手足厥寒，关节疼痛，脉细欲绝又合并痛经者效果颇佳，可以合玉屏风散、四君子汤一起应用更佳。

（10）湿疹 患者皮疹伴有斑块色暗红，上披覆干燥性鳞屑、瘙痒，常有关节疼痛，若见桂枝证且手足厥寒，脉细欲绝者有应用之机会，可酌加白鲜皮、荆芥、防风、全蝎之品。

【注意事项】

（1）孕妇、体质较差、食少便溏者慎用。

（2）长期服用本方，剂量减半，宜定期检查肝肾功能。

（3）注意应用当归四逆汤，红枣剂量 30g 为佳。大剂量红枣有助于加强桂枝，细辛等辛温之品温通血脉，调和营卫之功。

（4）细辛含黄樟醚、马兜铃酸等有毒成分，但根部含量少，故药用部位宜用根部，煎煮时间不少于 60 分钟，只用水煎剂，不宜磨粉内服。

（5）对于细辛的不良反应，不必过于担心，有是证用是药，只安辨证准确，一般无碍机体健康。

麻黄汤类方

麻黄汤

（《伤寒论》）

【药物组成】麻黄三两，去节　桂枝二两，去皮　甘草一两，炙　杏仁七十个，去皮尖

【服用方法】上四味，以水九升，先煮麻黄，减二升，去上沫，内诸药，煮取二升半，去滓，温服八合，覆取微似汗，不须啜粥，余如桂枝法将息。

【功　　用】发汗解表，宣肺平喘。

【今用处方】麻黄 10g，桂枝 15g，炙甘草 10g，杏仁 10g。

【经典方证】

（1）太阳病，头痛、发热、身疼、腰痛、骨节疼痛、恶风、无汗而喘者，麻黄汤主之。（35）

（2）太阳与阳明合病，喘而胸满者，不可下，宜麻黄汤。（36）

（3）太阳病，十日以去，脉浮细而嗜卧者，外已解也。设胸满胁痛者，与小柴胡汤；脉但浮者，与麻黄汤。（37）

（4）太阳病，脉浮紧、无汗、发热、身疼痛，八九日不解，表证仍在，此当发其汗。服药已微除，其人发烦目瞑，剧者必衄，衄乃解。所以然者，阳气重故也。麻黄汤主之。（46）

（5）脉浮者，病在表，可发汗，宜麻黄汤。（51）

（6）脉浮而数者，可发汗，宜麻黄汤。（52）

（7）伤寒脉浮紧，不发汗，因致衄者，麻黄汤主之。（55）

（8）脉但浮，无余证者，与麻黄汤。若不尿，腹满加哕者，不治。（232）

（9）阳明病，脉浮，无汗而喘者，发汗则愈，宜麻黄汤。（235）

【方证要点】恶寒发热，头身疼痛，无汗而喘，舌苔薄白，脉浮紧。

【适用病症】

（1）白癜风 患者体质壮实，皮肤粗糙干燥，汗少，或有鼻塞气喘，感冒后容易周身酸痛酸胀，困倦，可投本方合当归饮子，酌加阿胶、补骨脂、苏叶、路路通等中药治疗。

（2）荨麻疹 凡患者出现恶寒发热，头身疼痛，无汗而喘，舌苔薄白，脉浮紧。可合当归四逆汤酌加荆芥、防风、路路通等中药治疗。

（3）湿疹 患者皮疹干燥，瘙痒明显，平素出汗少，口淡不苦，舌苔薄白，脉浮紧，可投此方酌加白鲜皮、桑白皮、地骨皮、当归、制首乌治疗。

（4）银屑病 皮疹为斑块，鳞屑，自觉瘙痒，平素出汗很少，口渴，舌苔薄白，脉浮紧，可投麻黄汤酌加石膏、土茯苓、白鲜皮、乌梢蛇、薏仁、乌梅等中药。

（5）系统性硬皮病 患者体质壮实，平素畏寒，皮肤粗糙干燥，汗少，或有鼻塞气喘，感冒后容易周身酸痛酸胀，困倦，手指关节疼痛明显，可投本方合独活寄生汤治疗。

【注意事项】

（1）本方为辛温发汗之峻剂，当中病即止，不可过服。

（2）本方应避免空腹服用，不宜与咖啡浓茶共饮。

（3）患者肌肤白皙、疏松者，极度消瘦者，心功能不全者，甲状腺功能亢进者，支气管哮喘者，严重贫血者，宜慎用或忌用。

（4）消耗性疾患、出血性疾患、高血压、缺血性心脏疾患以及平素体弱多病者、年老体衰者、产后多汗者不主张应用本方。

（5）咽喉干燥者，不可发汗。

（6）淋家不可发汗。

（7）疮家虽身疼痛，不可发汗。

（8）衄家不可发汗，汗出必额上陷，脉急紧，直视不能眴，不得眠。

（9）亡血家不可发汗。

（10）汗家重发汗，必恍惚心乱。

桂枝麻黄各半汤

（《伤寒论》）

【药物组成】桂枝一两十六铢，去皮　芍药　生姜切　甘草炙　麻黄去节，各一两　大枣四枚，擘　杏仁二十四枚，汤浸，去皮尖及两仁者

【服用方法】上七味，以水五升，先煮麻黄一二沸，去上沫。内诸药，煮取一升八合，去滓，温服六合，本云桂枝汤三合，麻黄汤三合，并为六合，顿服，将息如上法。

【功　　用】发汗解表，调和营卫。

【今用处方】桂枝 15g，芍药 15g，生姜 10g，炙甘草 10g，麻黄 10g，大枣 12g，杏仁 10g。

【经典方证】

太阳病，得之八九日，如疟状，发热恶寒，热多寒少，其人不呕，清便欲自可，一日二三度发。脉微缓者，为欲愈也；脉微而恶寒者，此阴阳俱虚，不可更发汗、更下、更吐也；面色反有热色者，未欲解也，以其不能得小汗出，身必痒，宜桂枝麻黄各半汤。（23）

【方证要点】恶风寒，无汗或微汗，口淡，脉浮。

【适用病症】

（1）白癜风　若见恶风寒，无汗或微汗，口淡，脉浮，可投本方合玉屏风散、当归饮子、七宝美髯丹等方剂治疗。

（2）荨麻疹、湿疹　若见恶风寒，无汗或微汗，口淡，脉浮，可投本方酌加荆芥、防风、白鲜皮、徐长卿、路路通、地骨皮、桑白皮等中药治疗。慢性荨麻疹，根据病情可选用当归饮子、当归芍药散、过敏煎合方治疗。

（3）银屑病　患者皮疹以斑块和银白色鳞屑为主，若兼见恶风寒，无汗或微汗，口淡，脉浮，可投本方合当归四逆汤酌加乌梅、土茯苓、菝葜等中药治疗。

【注意事项】可参考麻黄汤。

葛根汤

（《伤寒论》《金匮要略》）

【药物组成】葛根四两　麻黄三两，去节　桂枝二两，去皮　生姜三两，切　甘草二两，炙　芍药二两　大枣十二枚，擘

【服用方法】上七味，以水一斗，先煮麻黄、葛根，减二升，去白沫，内诸药，煮取三升，去滓，温服一升，覆取微似汗。余如桂枝法将息及禁忌，诸汤皆仿此。

【功　　用】发汗解表，升津舒筋。

【今用处方】葛根30g，麻黄10g，桂枝15g，生姜15g，甘草10g，芍药10g，大枣20g。

【经典方证】

（1）太阳病，项背强几几，无汗、恶风，葛根汤主之。（31）

（2）太阳与阳明合病者，必自下利，葛根汤主之。（32）

（3）太阳病，无汗而小便反少，气上冲胸，口噤不得语，欲作刚痉。葛根汤主之。（《金匮要略·痉湿暍病脉证治第二》）

【方证要点】体质壮实，无汗，疲倦，嗜睡，头痛恶风，发热恶寒，项背强直，下利，脉浮紧。

【适用病症】

（1）白癜风　患者体质壮实，颈部强直疼痛，无汗或汗少，口渴，腹泻或便溏，可投本方合当归饮子酌加五味子、补骨脂治疗。

（2）脓肿性穿掘性毛囊炎、化脓性汗腺炎　患者体质壮实，疲倦嗜睡，无汗或汗少，口渴，腹泻或便溏，可投此方合小柴胡汤和薏苡仁附子败酱散治疗。

（3）痤疮　患者体质壮实，无汗，疲倦嗜睡，项背强直，下利，除面部痤疮外，头枕部背部也容易好发痤疮，脉浮紧，可投本方治疗；合并有疤痕，舌瘀者，合桂枝茯苓丸酌加丹参30g治疗。

（4）带状疱疹　患者体质壮实，发热恶寒，疲倦嗜睡，无汗，口渴，小便不利，脉浮，可投本方合方五苓散治疗。

（5）脓疱型和红皮病型银屑病　若见患者体质壮实，颈部强直疼痛，无

汗或汗少，口渴，腹泻或便溏，可与本方合方小柴胡汤治疗。

（6）荨麻疹 患者体质不虚，急性发病，皮疹色红灼热鲜艳，恶寒发热无汗，投本方酌加荆芥、防风、蝉蜕、紫草、石膏、白鲜皮、地骨皮治疗。

（7）湿疹 患者体质不虚，素有颈椎病，颈部强直疼痛，无汗或汗少，口渴，腹泻或便溏，投本方酌加土茯苓、紫草、白鲜皮、地骨皮治疗。

（8）舌舔皮炎 患儿经常伸舌舔口唇四周的习惯，口周红斑脱皮，轻度瘙痒，患者若体质壮实，无汗，容易疲倦，嗜睡，脉浮紧，可投本方治疗。

【注意事项】

（1）禁生冷、黏滑、肉面、五辛、酒酪、臭恶等物。

（2）体形瘦弱、体弱多病、瘦弱面白多汗、心律失常者慎用。

（3）服用本方后，如有心悸多汗、有虚弱感者，需减量或停服。

（4）本方宜餐后服用。

麻黄杏仁甘草石膏汤

（《伤寒论》）

【药物组成】麻黄四两，去节　杏仁五十个，去皮尖　甘草二两，炙　石膏半斤，碎，绵裹

【服用方法】上四味，以水七升，煮麻黄，减二升，去上沫，内诸药，煮取二升，去滓，温服一升。

【功　　用】解表散寒，清肺平喘。

【今用处方】麻黄 15g，杏仁 15g，炙甘草 10g，石膏 30g。

【经典方证】

（1）发汗后，不可更行桂枝汤。汗出而喘，无大热者，可与麻黄杏仁甘草石膏汤。（63）

（2）下后不可更行桂枝汤。若汗出而喘，无大热者，可与麻黄杏子甘草石膏汤。（162）

【方证要点】外感风寒之邪，身热不解，咳嗽喘逆，气急鼻煽，心烦口渴，有汗或无汗，舌苔薄白或黄，脉浮而数者。

【适用病症】

（1）白癜风　患者体质壮实，平素有过敏性鼻炎，常打喷嚏，伴口渴烦躁，苔黄，脉滑数，可投本方合方过敏煎和七宝美髯丹治疗。

（2）痤疮　患者体质壮实，恶寒发热，汗出鼻塞，口渴烦躁，苔薄腻，脉滑数，可投本方合枇杷清肺饮治疗。

（3）荨麻疹　风团鲜红灼热，瘙痒明显，患者发热汗出，鼻塞咳喘，口渴烦躁，苔薄腻，脉滑数，可投本方酌加白鲜皮、荆芥、防风、蝉蜕等中药治疗。

（4）药疹、接触性皮炎、湿疹　患者皮疹主要为红斑灼热瘙痒，患者发热，汗出，鼻塞，口渴，咳喘，苔薄腻，脉滑数，可投本方酌加紫草、生地、白鲜皮、地骨皮等中药治疗。

（5）玫瑰糠疹　皮疹鲜艳，患者口干口渴，苔薄腻，脉浮数，可投本方酌加土茯苓、紫草、生地、白鲜皮、地骨皮等中药治疗，或合麻黄连翘赤小豆汤治疗。

（6）银屑病　皮疹鲜红，皮温较高，患者口干口渴，苔薄黄，脉浮数，可投本方合黄连解毒汤或竹叶石膏汤治疗。

（7）异位性皮炎　患者体质壮实，经常口干口渴，可投本方酌加火麻仁、麦冬、制首乌、白鲜皮、地肤子等中药治疗。

（8）红皮病　无论何种原因引起的红皮病，若见患者体质不虚，恶寒低热，心烦，口干、口渴等，疹色鲜红，瘙痒剧烈，可投此方合清营汤治疗。

【注意事项】

（1）小儿佝偻病、心脏病患者慎用。

（2）部分患者可出现出汗过多、烦躁等，可减少麻黄用量。

麻黄杏仁薏苡甘草汤

（《金匮要略》）

【药物组成】麻黄半两，去节，汤泡　甘草一两，炙　薏苡仁半两　杏仁十个，去皮尖，炒

【服用方法】上剉麻豆大，每服四钱匕，水盏半，煮八分，去滓，温服，

有微汗，避风。

【功　　用】解表祛湿。

【今用处方】麻黄 10g，炙甘草 10g，薏苡仁 30g，杏仁 10g。

【经典方证】

病者一身尽疼，发热，日晡所剧者，名风湿。此病伤于汗出当风，或久伤取冷所致也，可与麻黄杏仁薏苡甘草汤。（《金匮要略·痉湿暍病脉证治第二》）

【方证要点】**发热恶寒，周身关节疼痛，皮肤有渗出，或起赘生物，肢体沉重，或肿胀，苔薄腻，脉浮。**

【适用病症】

（1）白癜风　患者伴有恶寒，周身关节疼痛，肢体沉重，苔薄腻，脉浮，可投本方合当归四逆汤合阳和汤治疗。

（2）扁平疣、寻常疣、跖疣、尖锐湿疣、传染性软疣　只要体质不虚，平素汗少，肌肤腠理紧致，脉浮，均可投此方或合方小柴胡汤加蜂房治疗。

（3）异位性皮炎　患者体质不虚，平素汗少，肌肤腠理紧致，皮肤干燥瘙痒，局部有轻度渗出，渗液浑浊，可投本方酌加小柴胡汤治疗。

（4）湿疹　患者若见恶寒，肢体沉重，皮疹肿胀、糜烂渗液，瘙痒剧烈，苔薄白，脉浮，可投本方合荆防败毒散治疗。

（5）荨麻疹　患者若见恶寒，肢体沉重，风团色白或淡红，瘙痒剧烈，苔薄白，脉浮，可投本方合荆防败毒散治疗。

（6）银屑病　患者若见恶寒，肢体沉重，皮疹主要为斑块，上面披覆银白色鳞屑，瘙痒明显，苔薄白，脉浮，可投本方酌加土茯苓、乌梅、白鲜皮、菝葜、乌梢蛇等中药治疗。

（7）脂溢性皮炎、头皮糠疹　头皮屑如雪片，头面部皮脂分泌旺盛，头发油腻臭秽，瘙痒，苔薄白，脉浮，投本方合荆防败毒散治疗。

（8）痤疮　患者体质不虚，平素汗少，肌肤腠理紧致，头面部皮脂分泌旺盛，面部见炎性丘疹，白头黑头粉刺，可投此方或合枇杷清肺饮，或清胃散，或黄连解毒汤，或泻心汤，或白头翁汤，或葛根芩连汤，或当归贝母苦参丸，或五味消毒饮，或桂枝茯苓丸，或托里消毒散，或柴胡桂枝干姜汤，或大柴胡汤，或桃核承气汤等方剂治疗。

【注意事项】患者皮肤疏松者，极度消瘦者，心脏功能不全者，甲状腺功能亢进者，支气管哮喘者，严重贫血者慎用或忌用。

麻黄加术汤

（《金匮要略》）

【药物组成】麻黄三两，去节　桂枝二两，去皮　甘草二两，炙　杏仁七十个，去皮尖　白术四两

【服用方法】上五味，以水九升，先煮麻黄，减二升，去上沫，内诸药，煮取二升半，去滓，温服八合，覆取微似汗。

【功　　用】发汗解表，散寒除湿。

【今用处方】麻黄10g，桂枝10g，炙甘草10g，杏仁10g，白术或苍术15g。

【经典方证】

湿家，身烦疼，可与麻黄加术汤。发其汗为宜，慎不可以火攻之。（《金匮要略·痉湿暍病脉证治第二》）

【方证要点】外感寒湿，恶寒发热，身体烦疼，无汗不渴，饮食无味，苔白腻，脉浮紧。

【适用病症】

（1）白癜风　患者形体壮实，平素少汗，关节疼痛，口淡不渴，纳差，苔白腻，脉浮紧，可投本方合四物汤酌加补骨脂、苏叶、菟丝子、鸡血藤治疗。

（2）湿疹　患者形体壮实，皮疹以丘疹、水疱和渗出为主，瘙痒剧烈，平素少汗，关节疼痛，口淡不渴，纳差，苔白腻，脉浮紧，可投本方酌加土茯苓、海风藤、白鲜皮、地骨皮治疗，也可合五苓散或荆防败毒散化裁治疗。

（3）荨麻疹　形体壮实，平素少汗，关节疼痛，口淡不渴，纳差，苔白腻，脉浮紧，可投本方酌加蝉蜕、五味子、路路通等中药治疗。

【注意事项】参考麻黄汤。

越婢汤

（《金匮要略》）

【药物组成】麻黄六两　石膏半斤　生姜三两　甘草二两　大枣十五枚

【服用方法】上五味，以水六升，先煮麻黄，去上沫，内诸药，煮取三升，分温三服。恶风者，加附子一枚（炮）；风水，加术四两。

【功　　用】宣肺泻热，散水消肿。

【今用处方】麻黄 15g，石膏 30g，生姜 10g，甘草 5g，大枣 15g。

【经典方证】

风水恶风，一身悉肿，脉浮不渴，续自汗出，无大热，越婢汤主之。（《金匮要略·水气病脉证并治第十四》）

【方证要点】起病急，周身浮肿，汗出恶风，口干舌燥、口渴，脉浮。

【适用病症】

（1）白癜风　患者形体壮实，面目浮肿，周身酸痛，畏寒口渴，脉浮，可投本方合当归四逆汤酌加补骨脂、苏叶、黑芝麻、无花果等中药治疗。

（2）湿疹、接触性皮炎、药物性皮炎　患者体质壮实，面目浮肿、皮疹以红斑、丘疹、水疱和渗出为主，肌肤灼热，瘙痒明显，伴口渴，脉浮，可投本方酌加苍术、土茯苓、白鲜皮、地骨皮等中药治疗。

（3）荨麻疹、血管性水肿　患者风团鲜红灼热，瘙痒明显，面目口周阴囊水肿，口干舌燥、脉浮，可投本方合五苓散治疗。

（4）银屑病　患者体质壮实，皮疹以丘疹，鳞屑为主，丘疹基底发红，患者伴口渴，脉浮，可投本方酌加土茯苓、白鲜皮、菝葜等中药治疗。

（5）红皮病　患者周身泛发性红斑肿胀、脱屑、肌肤灼热，剧烈瘙痒，心烦不寐，患者伴口渴，脉浮，可投本方酌加生地、土茯苓、白鲜皮等中药治疗。

【注意事项】参考麻黄汤。

麻黄连轺赤小豆汤

（《伤寒论》）

【药物组成】麻黄二两，去节　连轺二两，连翘根是　杏仁四十个，去皮尖　赤小豆一升　大枣十二枚，擘　生梓白皮一升，切　生姜二两，切　甘草二两，炙

【服用方法】上八味，以潦水一斗，先煮麻黄再沸，去上沫，内诸药，煮取三升，去滓。分温三服，半日服尽。

【功　　用】宣肺解表，化湿解毒。

【今用处方】麻黄 10g，连翘 30g，杏仁 10g，赤小豆 30g，大枣 15g，桑白皮 15g，生姜 15g，炙甘草 10g。

【经典方证】

伤寒瘀热在里，身必黄，麻黄连轺赤小豆汤主之。（262）

【方证要点】恶寒发热，无汗或少汗，水肿，小便不利，疥癣内陷，一身瘙痒，发热喘咳，肿满，关节肿痛，喷嚏连连，舌淡红苔黄微腻，脉浮。

【适用病症】

（1）白癜风　患者伴有过敏性鼻炎，平素无汗或少汗，周身皮肤瘙痒，舌红苔黄，脉浮，可投本方酌加补骨脂、白芷、苏叶、菟丝子、苍术等中药治疗。

（2）痤疮　患者体质壮实，平素无汗或少汗，面部散发或密集丘疹粉刺和脓疱，舌红苔黄，脉浮，可投本方酌加浙贝母、白芷、银花等中药治疗。

（3）激素依赖性皮炎、接触性皮炎　面部红肿灼热瘙痒，眶周尤甚，心烦不安，舌淡红苔黄微腻，脉浮，可投本方酌加蝉蜕、白鲜皮、地肤子、荆芥、白芷、栀子等中药治疗。

（4）瘙痒症　患者体质壮实，平素无汗或少汗，微恶风寒，周身皮肤瘙痒，小便短赤不利，舌淡红苔黄微腻，脉浮，可投本方酌加徐长卿、刺蒺藜、荆芥、防风等中药治疗。

（5）过敏性紫癜　患者体质壮实，平素无汗或少汗，微恶风寒，咽喉疼痛，双下肢紫癜密集，不痛不痒，关节微痛，小便短赤不利，舌淡红苔黄微腻，脉浮数，可投本方酌加牛膝、白茅根、地榆等中药治疗。

（6）银屑病　患者体质壮实，平素无汗或少汗，微恶风寒，周身散发或

泛发丘疹鳞屑，瘙痒明显，小便短赤不利，舌淡红苔黄微腻，脉浮，可投本方酌加土茯苓、白芷、菝葜等中药治疗。

（7）水痘 患者体质壮实，平素无汗或少汗，周身皮肤瘙痒，舌红苔黄，脉浮，可投本方酌加银花、竹叶、土茯苓、柴胡等中药治疗。

（8）异位性皮炎、湿疹、丘疹性荨麻疹 患者以红肿渗出，丘疹，水疱，糜烂为主要皮疹，瘙痒剧烈，心烦失眠，常打喷嚏，舌红苔黄，脉浮，可投本方酌加土茯苓、白鲜皮、地骨皮、荆芥、防风等中药治疗，也可合荆防败毒散治疗；渗出明显可合五苓散治疗；若见女性患者体胖，时有喷嚏，鼻塞，鼻腔水鼻涕多，舌暗红，脉浮，可投本方合当归芍药散治疗。

（9）荨麻疹 患者风团鲜红灼热，瘙痒明显，或眶周、口周和阴部水肿，心烦失眠，舌红苔黄，脉浮，可投本方酌加荆芥、路路通、蝉蜕、白鲜皮等中药治疗，也可合方荆防败毒散治疗。

（10）掌跖脓疱病 患者体质壮实，平素无汗或少汗，双手足对称型密集脓疱，基底红肿，灼热瘙痒，舌红苔黄，脉浮，可投本方合五苓散治疗。

（11）结节性痒疹 患者体质壮实，平素无汗或少汗，四肢对称型散发或密集褐色结节，躯干有少量类似皮疹，瘙痒明显，舌红苔黄，脉浮，可投本方酌加全蝎、蜈蚣、徐长卿等中药治疗。

（12）带状疱疹 患者畏寒发热，咳嗽，纳差，困倦乏力，舌微红，苔黄腻，脉浮数，可投本方合瓜蒌红花甘草汤酌加徐长卿、鱼腥草等中药治疗。

（13）黄褐斑 患者畏寒发热，咳嗽，纳差，困倦乏力，舌微红，苔黄腻，脉浮数，可投本方合桂枝茯苓丸或大黄䗪虫丸治疗。

【注意事项】

（1）生梓白皮现多不用，可用桑白皮代之。

（2）参考麻黄汤。

小青龙汤

（《伤寒论》《金匮要略》）

【药物组成】麻黄去节　芍药　细辛　干姜　甘草炙　桂枝去皮，各三两　五味子半升　半夏半升，洗

【服用方法】上八味，以水一斗，先煮麻黄，减二升，去上沫，内诸药。煮取三升，去滓，温服一升。

【功　　用】解表散寒，温肺化饮。

【今用处方】麻黄10g，白芍15g，细辛10g，干姜10g，炙甘草10g，桂枝15g，五味子10g，法半夏15g。

【经典方证】

（1）伤寒，表不解，心下有水气，干呕、发热而咳，或渴，或利，或噎，或小便不利、少腹满，或喘者，小青龙汤主之。（40）

（2）伤寒，心下有水气，咳而微喘、发热不渴。服汤已，渴者，此寒去欲解也，小青龙汤主之。（41）

（3）病溢饮者，当发其汗，大青龙汤主之，小青龙汤亦主之。（《金匮要略·痰饮咳嗽病脉证并治第十二》）

（4）咳逆倚息不得卧，小青龙汤主之。（《金匮要略·痰饮咳嗽病脉证并治第十二》）

（5）妇人吐涎沫，医反下之，心下即痞，当先治其吐涎沫，小青龙汤主之。涎沫止，乃治痞，泻心汤主之。（《金匮要略·妇人杂病脉证并治第二十二》）

【方证要点】面色晦暗，恶寒发热，喷嚏连连，口淡不渴，背部畏寒尤甚，头身疼痛，无汗，喘咳，鼻塞，喷嚏连连，痰涎清稀如水而量多，胸痞，或干呕，或痰饮喘咳，不得平卧，或身体疼重，头面四肢浮肿，舌苔白滑，脉浮。

【适用病症】

（1）白癜风　面色晦暗，喷嚏连连，口淡，背部畏寒，头身疼痛，无汗，素有喘咳，痰涎清稀如水量多，舌苔白滑，脉浮，投本方合当归四逆汤和玉屏风散，酌加补骨脂、白芷、乌梅、制附子、菟丝子等中药治疗。治疗白癜风本方剂量宜小，定期检查肝肾功能。

（2）荨麻疹　患者面色晦暗，素来畏寒，背部尤冷，无汗，胸痞喘咳，鼻塞、喷嚏连连，痰涎量多清稀如水，口淡不渴，舌苔白滑，脉浮，可投本方酌加荆芥、防风、白术、乌梅、路路通等中药治疗。

（3）湿疹　患者面色晦暗，素来畏寒，背部尤冷，无汗，胸痞喘咳，鼻塞、喷嚏连连，痰涎量多清稀如水，口淡不渴，舌苔白滑，脉浮，可投本方酌加白鲜皮、地骨皮等中药治疗。

（4）黄褐斑、瑞尔黑变病，眶周黑变病 面色晦暗，素有喘咳，喷嚏连连，口淡，背部畏寒，头身疼痛，无汗，舌苔白滑，脉浮，可投本方合当归芍药散酌加菟丝子等中药治疗。

（5）银屑病 患者皮疹以斑块银白色鳞屑为主，素来畏寒，背部尤冷，无汗，胸痞喘咳，鼻塞、喷嚏连连，痰涎量多清稀如水，口淡不渴，舌苔白滑，脉浮，可投本方酌加乌梅、蒺藜、白鲜皮、地骨皮等中药治疗。

【注意事项】

（1）因本方多温燥之品，故阴虚干咳无痰或痰热证者，不宜使用。

（2）严重心律失常者慎用。

（3）长期应用剂量宜小，酌加养血益气类中药。

（4）细辛用法参考当归四逆汤。

大青龙汤

（《伤寒论》《金匮要略》）

【药物组成】麻黄六两，去节　桂枝二两，去皮　甘草二两，炙　杏仁四十枚，去皮尖　生姜三两，切　大枣十枚，擘　石膏如鸡子大，碎

【服用方法】上七味，以水九升，先煮麻黄，减二升，去上沫，内诸药，煮取三升，去滓，温服一升，取微似汗。

【功　　用】发汗解表，清热除烦。

【今用处方】麻黄 10g，桂枝 10g，炙甘草 10g，杏仁 10g，生姜 15g，大枣 20g，石膏 30g。

【经典方证】

（1）太阳中风，脉浮紧、发热、恶寒、身疼痛、不汗出而烦躁者，大青龙汤主之；若脉微弱，汗出恶风者，不可服之。服之则厥逆、筋惕肉瞤，此为逆也。（38）

（2）伤寒，脉浮缓，身不疼，但重，乍有轻时，无少阴证者，大青龙汤发之。（39）

（3）病溢饮者，当发其汗，大青龙汤主之，小青龙汤亦主之。（《金匮要

略·痰饮咳嗽病脉证并治第十二》）

【方证要点】恶寒发热，周身疼痛，无汗烦躁，口渴，脉浮紧。

【适用病症】

（1）异位性皮炎、湿疹、药疹、接触性皮炎 若见恶寒发热，周身疼痛，无汗烦躁，口渴，脉浮紧，皮疹瘙痒剧烈，可投本方酌加白鲜皮、地骨皮、紫草、白术、茯苓等中药治疗。与柴胡剂合方的机会很多。

（2）痤疮 患者平素喷嚏连连，或常吸鼻子，黄白相间的鼻涕多，无汗烦躁，口渴，脉浮紧，可投本方酌加桔梗、白芷、薏苡仁、连翘、苍术等中药治疗。

（3）荨麻疹 若见恶寒发热，周身疼痛，无汗烦躁，口渴，脉浮紧，皮疹瘙痒剧烈，可投本方酌加路路通、乌梅、五味子等中药治疗。

（4）银屑病 患者体质壮实，肌肤腠理紧致，皮疹主要表现为斑块，干燥性鳞屑，瘙痒明显，无汗烦躁，口渴，脉浮紧，可投本方合当归饮子酌加菝葜、乌梅、土茯苓治疗。

（5）过敏性紫癜 患者若见恶寒发热，周身疼痛，无汗烦躁，口渴，脉浮紧，急性期可投本方治疗。

（6）激素依赖性皮炎 患者体质壮实，肌肤腠理紧致，若见面部皮肤灼热，恶寒无汗，口渴烦躁，脉浮紧，皮疹瘙痒剧烈，可投本方酌加大黄或熟大黄、紫草、生地、银花、连翘、白芷等中药治疗。

【注意事项】

（1）本方为辛温发汗之峻剂，当中病即止，不可过服。

（2）汗出多者，温粉粉之。一服汗者，停后服；若复服，汗多亡阳，遂（一作“逆”）虚，恶风、烦躁、不得眠也。

（3）误服大青龙汤导致的心悸、多汗、虚脱等，可用真武汤、桂枝甘草龙骨牡蛎汤救治，或饮用甘草红枣生姜红糖浓汤。

（4）本方应避免空腹服用，不宜与咖啡浓茶共饮。

（5）本方发汗猛烈，年老体弱、产妇、久病、大病患者，或心功能不全、失眠、高血压病均不宜使用。

麻黄细辛附子汤

（《伤寒论》）

【药物组成】麻黄二两，去节　细辛二两　附子一枚，炮，去皮，破八片

【服用方法】上三味，以水一斗，先煮麻黄，减二升，去上沫；内诸药，煮取三升，去滓，温服一升，日三服。

【功　　用】助阳解表。

【今用处方】麻黄10g，细辛10g，制附子10~30g。

【经典方证】

少阴病始得之，反发热，脉沉者，麻黄细辛附子汤主之。（301）

【方证要点】恶寒发热，无汗，精神萎靡嗜睡，倦怠乏力，脉沉。或伴有突发声音嘶哑，咽喉疼痛。

【适用病症】

（1）白癜风　患者平素畏寒无汗，精神萎靡嗜睡，倦怠乏力，脉沉或缓，伴有声音嘶哑，咽喉疼痛，可投本方合七宝美髯丹及当归四逆汤治疗。治疗白癜风，本方剂量宜小。

（2）天疱疮　患者水疱清澈，基底不红，平素畏寒无汗，精神萎靡嗜睡，倦怠乏力，口腔和咽喉疼痛，可投本方合五苓散治疗。

（3）带状疱疹、带状疱疹后遗神经痛　患者平素畏寒无汗，精神萎靡嗜睡，倦怠乏力，眩晕、身体沉重、小便不利，脉沉或缓，可投本方合五苓散及真武汤酌加全蝎、炮山甲等中药治疗。

（4）痤疮　患者平素畏寒无汗，精神萎靡嗜睡，倦怠乏力，脉沉微或缓，可投本方合葛根汤及葛根芩连汤治疗。

（5）荨麻疹　患者平素畏寒无汗，精神萎靡嗜睡，倦怠乏力，脉沉微或缓，可投本方合玉屏风散，酌加荆芥、路路通、蝉蜕、枳壳等中药治疗。

（6）湿疹　患者平素畏寒无汗，精神萎靡嗜睡，倦怠乏力，脉沉微或缓，可投本方合麻黄连翘赤小豆汤，酌加白鲜皮、地骨皮、土茯苓等中药治疗。

（7）银屑病　患者平素畏寒无汗，精神萎靡嗜睡，倦怠乏力，脉沉微或缓，可投本方合乌蛇荣皮汤治疗。

（8）变应性皮肤血管炎、白色萎缩、硬皮病、雷诺病　患者平素畏寒无

汗，精神萎靡嗜睡，倦怠乏力，脉沉微或缓，可投本方合当归四逆汤治疗。

（9）皮肤瘙痒症 患者平素畏寒无汗，精神萎靡嗜睡，倦怠乏力，脉沉微或缓，可投本方合当归饮子治疗。

【注意事项】

（1）本方只能用汤剂，不可用粉末。附子有毒宜久煎1个小时。细辛有小毒，作单味或散末内服不可过钱（3g），入汤剂不必拘泥于此。细辛在煎煮30分钟后，其毒性成分黄樟醚和马兜铃酸的含量明显下降，不足以引起中毒，细辛对肾脏有一定毒性，肾功能不全者应慎用。

（2）本方不宜长期大量使用，一般得效以后，可停服或减少用量。

（3）本方应餐后服用，空腹服用可能出现发汗、无力、心悸等反应。

（4）心功能不全者慎用麻黄。

麻黄升麻汤

（《伤寒论》）

【药物组成】麻黄二两半，去节　升麻一两一分　当归一两一分　知母十八铢　黄芩十八铢　葳蕤十八铢，一作菖蒲　芍药六铢　天门冬六铢，去心　桂枝六铢，去皮　茯苓六铢　甘草六铢，炙　石膏六铢，碎，绵裹　白术六铢　干姜六铢

【服用方法】上十四味，以水一斗，先煮麻黄一两沸，去上沫，内诸药，煮取三升，去滓，分温三服。相去如炊三斗米顷，令尽，汗出愈。

【功　　用】清上温下，扶正益阴，调和营卫，发越郁阳，温中健脾。

【今用处方】麻黄10g，升麻10g，当归10g，知母10g，黄芩10g，葳蕤（一作石菖蒲）10g，白芍8g，天门冬8g，桂枝8g，茯苓8g，炙甘草8g，石膏10g，白术8g，干姜8g。

【经典方证】

伤寒六七日，大下后，寸脉沉而迟，手足厥逆，下部脉不至，喉咽不利，唾脓血，泄利不止者，为难治。麻黄升麻汤主之。（357）

【方证要点】恶寒发热，无汗，口渴，手足厥冷，上热下寒，咳嗽，咽喉痛，唾脓血，泄利不止。

【适用病症】

（1）银屑病　患者若见恶寒发热，无汗，口渴，手足厥冷，上热下寒，咳嗽，咽喉痛，腹泻腹痛，可投本方酌加补骨脂、土茯苓、乌梅等中药治疗。

（2）荨麻疹　患者若见恶寒发热，无汗，口渴，手足厥冷，上热下寒，咳嗽，咽喉痛，腹泻腹痛，可投本方酌加荆芥、防风、路路通、蝉蜕、乌梅等中药治疗。

（3）湿疹　患者若见恶寒发热，无汗，口渴，手足厥冷，上热下寒，咳嗽，咽喉痛，腹泻腹痛，可投本方酌加白鲜皮、地骨皮、地肤子、荆芥、防风等中药治疗。

（4）痤疮　患者若见恶寒发热，无汗，口渴，手足厥冷，上热下寒，咳嗽，咽喉痛，腹泻腹痛，可投本方酌加薏苡仁、连翘、白芷等中药治疗。

【注意事项】服药期间，不宜食辛辣、鱼腥、浓茶等，以免影响疗效。长期服用需定期检查肝肾功能。其余参考麻黄汤。

射干麻黄汤

（《金匮要略》）

【药物组成】射干十三枚，一法三两　麻黄四两　生姜四两　细辛三两　紫菀三两　款冬花三两　五味子半升　大枣七枚　半夏大者八枚，洗，一法半升

【服用方法】上九味，以水一斗二升，先煮麻黄两沸，去上沫，内诸药，煮取三升，分温三服。

【功　　用】宣肺祛痰，降逆止咳。

【今用处方】射干10g，麻黄10g，生姜10g，细辛10g，紫菀10g，款冬花10g，五味子10g，大枣10g，法半夏10g。

【经典方证】

咳而上气，喉中水鸡声，射干麻黄汤主之。（《金匮要略·肺痿肺痈咳嗽上气病脉证治第七》）

【方证要点】恶寒，身痛，痰多，咳嗽气喘，喉中痰鸣。

【适用病症】

荨麻疹　患者若见恶寒，身痛，痰多，咳嗽气喘，喉中痰鸣，可投本方

酌加荆芥、防风、路路通、蝉蜕。临床发现止咳化痰中药治疗荨麻疹有很好的疗效。不少患者患荨麻疹久治不愈，适逢外感风寒，出现咳嗽气喘等症，应用宣肺祛痰，降逆止咳的方剂治疗后，荨麻疹疗效亦非常满意，有令人柳暗花明又一村的感觉。杏苏散、止嗽散等方剂治疗荨麻疹的机会也非常多。

【注意事项】参考麻黄附子细辛汤。

柴胡汤类方

小柴胡汤

（《伤寒论》《金匮要略》）

【药物组成】柴胡半斤　黄芩　人参　甘草炙　生姜切，各三两　大枣十二枚，擘　半夏半升，洗

【服用方法】上七味，以水一斗二升，煮取六升，去滓，再煎取三升，温服一升，日三服。

【功　　用】和解少阳。

【今用处方】柴胡 20~40g，黄芩 12~15g，党参 15g，生甘草 10g，生姜 15g，大枣 15g，制半夏 15~30g。

【经典方证】

（1）太阳病，十日以去，脉浮细而嗜卧者，外已解也。设胸满胁痛者，与小柴胡汤；脉但浮者，与麻黄汤。（37）

（2）伤寒五六日中风，往来寒热，胸胁苦满，嘿嘿不欲饮食，心烦喜呕，或胸中烦而不呕，或渴，或腹中痛，或胁下痞硬，或心下悸、小便不利，或不渴、身有微热，或咳者，小柴胡汤主之。（96）

（3）血弱气尽，腠理开，邪气因入，与正气相抟，结于胁下。正邪分争，往来寒热，休作有时，嘿嘿不欲饮食，藏府相连，其痛必下，邪高痛下，故使呕也（一云脏腑相违，其病必下，胁膈中痛）。小柴胡汤主之。服柴胡汤已，渴者属阳明，以法治之。（97）

（4）得病六七日，脉迟浮弱，恶风寒，手足温，医二三下之，不能食而胁下满痛，面目及身黄，颈项强，小便难者，与柴胡汤，后必下重。本渴饮水而呕者，柴胡汤不中与也，食谷者哕。（98）

（5）伤寒四五日，身热恶风，颈项强，胁下满，手足温而渴者，小柴胡汤主之。（99）

（6）伤寒，阳脉涩，阴脉弦，法当腹中急痛，先与小建中汤；不瘥者，小柴胡汤主之。（100）

（7）伤寒中风，有柴胡证，但见一证便是，不必悉具。凡柴胡汤病证而下之；若柴胡证不罢者，复与柴胡汤，必蒸蒸而振，却复发热汗出而解。（101）

（8）太阳病，过经十余日，反二三下之。后四五日，柴胡证仍在者，先与小柴胡。呕不止，心下急，郁郁微烦者，为未解也，与大柴胡汤下之则愈。（103）

（9）妇人中风，七八日续得寒热，发作有时，经水适断者，此为热入血室，其血必结，故使如疟状，发作有时，小柴胡汤主之。（144）

（10）伤寒五六日，头汗出，微恶寒，手足冷，心下满，口不欲食，大便硬，脉细者，此为阳微结，必有表，复有里也。脉沉，亦在里也。汗出为阳微，假令纯阴结，不得复有外证，悉入在里，此为半在里半在外也。脉虽沉紧，不得为少阴病。所以然者，阴不得有汗，今头汗出，故知非少阴也，可与小柴胡汤；设不了了者，得屎而解。（148）

（11）伤寒五六日，呕而发热者，柴胡汤证具，而以他药下之，柴胡证仍在者，复与柴胡汤。此虽已下之，不为逆，必蒸蒸而振，却发热汗出而解。若心下满而硬痛者，此为结胸也，大陷胸汤主之。但满而不痛者，此为痞，柴胡不中与之，宜半夏泻心汤。（149）

（12）阳明病，发潮热、大便溏、小便自可、胸胁满不去者，与小柴胡汤。（229）

（13）阳明病，胁下硬满，不大便而呕，舌上白胎者，可与小柴胡汤。上焦得通，津液得下，胃气因和，身濈然汗出而解。（230）

（14）阳明中风，脉弦浮大，而短气，腹都满，胁下及心痛，久按之气不通，鼻干，不得汗，嗜卧，一身及目悉黄，小便难，有潮热，时时哕，耳前后肿，刺之小瘥，外不解。病过十日，脉续浮者，与小柴胡汤。（231）

（15）本太阳病不解，转入少阳者，胁下硬满，干呕不能食，往来寒热，尚未吐下，脉沉紧者，与小柴胡汤。（266）

（16）呕而发热者，小柴胡汤主之。（379）

（17）伤寒瘥以后更发热，小柴胡汤主之。脉浮者，以汗解之；脉沉实

（一作紧）者，以下解之。（394）

（18）呕而发热者，小柴胡汤主之。（《金匮要略·呕吐哕下利病脉证治第十七》）

（19）诸黄，腹痛而呕者，宜柴胡汤。（《金匮要略·黄疸病脉证并治第十五》）

（20）产妇郁冒，其脉微弱，不能食，大便反坚，但头汗出。所以然者，血虚而厥，厥而必冒。冒家欲解，必大汗出。以血虚下厥，孤阳上出，故头汗出。所以产妇喜汗出者，亡阴血虚，阳气独盛，故当汗出，阴阳乃复。大便坚，呕不能食，小柴胡汤主之。（《金匮要略·妇人产后病脉证治第二十一》）

（21）《千金》三物黄芩汤　治妇人在草蓐自发露得风。四肢苦烦热，头痛者，与小柴胡汤；头不痛但烦者，此汤主之。（《金匮要略·妇人产后病脉证治第二十一》附方）

（22）妇人中风，七八日续来寒热，发作有时，经水适断，此为热入血室，其血必结，故使如疟状，发作有时，小柴胡汤主之。（《金匮要略·妇人杂病脉证并治第二十二》）

【方证要点】主治伤寒少阳病证。邪在半表半里，症见往来寒热，胸胁苦满，嘿嘿不欲饮食，心烦喜呕，口苦，咽干，目眩，舌苔薄白，脉弦者；妇人伤寒，热入血室，经水适断，寒热发作有时；疟疾、黄疸等内伤杂病而见以上少阳病证者。

【适用病症】

（1）白癜风　中青年患者多小柴胡汤证，平素习惯熬夜，工作学习压力大，精神紧张，脾气暴躁，失眠多梦，对气候变化非常敏感，体质瘦小，好发脾气的儿童多小柴胡汤证。临床根据病情常与桂枝类方、麻黄类方、下瘀血类方、当归芍药散、七宝美髯丹、玉屏风散、四君子汤一起应用。酌加补骨脂、苏叶、菟丝子、女贞子、旱莲草等中药。

（2）痤疮　体质偏瘦的中青年多属于小柴胡汤证，平素习惯熬夜，精神紧张，脾气暴躁，晨起口苦明显，笔者常投本方酌加白芷、薏苡仁、土茯苓、浙贝、连翘治疗，疗效满意；疤痕较多者合仙方活命饮治疗；囊肿型和以白头粉刺为主要皮疹的痤疮可投本方合二陈汤酌加生牡蛎、浙贝母、玄参、薏苡仁、白芷和蚤休等中药治疗。

(3)病毒疹 水痘、麻疹、风疹、手足口病等，笔者常用本方加金银花、连翘、淡竹叶治疗，尤其是治疗水痘有特效，退热非常快，能明显缩短病程。病程前3天柴胡宜用30~40g，3天后减至15g，儿童减半应用。

(4)脓疱型和红皮病型银屑病 患者若见恶寒发热，疲倦乏力，体质虚弱，口苦，舌胖大，淡嫩，苔白，可投本方合真武汤治疗。

(5)银屑病 体质偏瘦的中青年多属于小柴胡汤证，平素习惯熬夜，工作学习压力大，精神紧张，脾气暴躁，失眠多梦，晨起口苦明显，纳差，可投小柴胡汤酌加土茯苓、菝葜、乌梅、白鲜皮、生地、丹皮之品。

(6)颜面丹毒 头面部片状鲜红肿胀、灼痛，恶寒发热，口苦，脉弦数。可投小柴胡汤合五味消毒饮酌加鱼腥草、连翘之品治疗。

(7)荨麻疹、湿疹、异位性皮炎、瘙痒症 小儿应用本方的机会非常多，常与桂枝汤合应用。一般考虑面黄体瘦，易患感冒，脾气急，多动，多汗，纳差，应用小柴胡汤合桂枝汤即柴胡桂枝汤疗效非常满意。治疗荨麻疹酌加荆芥、防风、路路通、蝉蜕；治疗湿疹酌加白鲜皮、地骨皮、地肤子、刺蒺藜、土茯苓；治疗异位性皮炎酌加制首乌、火麻仁、冬瓜仁、麦冬、阿胶等润燥之品。

(8)尖锐湿疣、寻常疣、跖疣、扁平疣 只要体质不虚均可予小柴胡汤加夏枯草、乌梅、生牡蛎、薏苡仁、马齿苋、浙贝母、蜂房等中药治疗疗效满意。

(9)带状疱疹、带状疱疹后遗神经痛 患者胸胁部带状疱疹，疼痛难忍，口苦，便干，小便黄，舌淡红，苔薄黄，脉弦。予小柴胡汤合四苓散、瓜蒌红花甘草汤酌加徐长卿、全蝎治疗，疗效满意。

(10)玫瑰糠疹 患者体瘦，胸胁苦满，晨起口苦明显，心烦喜呕，纳差，舌淡红，苔白，脉弦，可予小柴胡汤合清营汤治疗，酌加紫草、土茯苓、白鲜皮、地肤子之品。

(11)化脓性汗腺炎 发生在腋窝、腹股沟、会阴、外阴、臀部、肛周处的化脓性汗腺炎常投本方合薏苡仁附子败酱散治疗，酌加土茯苓疗效满意。

(12)激素依赖性皮炎 面黄肌瘦，平素习惯熬夜，精神紧张，脾气暴躁，晨起口苦明显，面部起暗红斑，皮肤干燥反复脱屑，瘙痒明显，笔者常投小柴胡汤合泻心汤，酌加刺蒺藜、制首乌、火麻仁、杏仁、白芍、麦冬、生地等中药疗效满意。

【注意事项】

（1）日本曾报道小柴胡汤导致肝损害及间质性肺炎的病例，故肝肾功能不良者慎用。

（2）本方不宜长期大量服用，慢性病则服用时间适当延长，建议服用后半月或每月检查肝肾功能。

（3）方中黄芩不宜大量，特别是肝病患者。

大柴胡汤

（《伤寒论》《金匮要略》）

【药物组成】柴胡半斤　黄芩三两　芍药三两　半夏半升，洗　枳实四枚，炙　大黄二两　大枣十二枚，擘　生姜五两，切

【服用方法】上八味，以水一斗二升，煮取六升，去滓，再煎，温服一升，日三服。

【功　　用】和解少阳，内泻热结。

【今用处方】柴胡 20~40g，黄芩 15g，白芍 15g，制半夏 15g，枳实 20g　大黄 10g，大枣 20g，生姜 15g。

【经典方证】

（1）太阳病，过经十余日，反二三下之。后四五日，柴胡证仍在者，先与小柴胡。呕不止、心下急、郁郁微烦者，为未解也，与大柴胡汤，下之则愈。（103）

（2）伤寒十余日，热结在里，复往来寒热者，与大柴胡汤。（136）

（3）伤寒发热、汗出不解，心中痞硬、呕吐而下利者，大柴胡汤主之。（165）

（4）按之心下满痛者，此为实也，当下之，宜大柴胡汤。（《金匮要略·腹满寒疝宿食病脉证治第十》）

【方证要点】主治少阳阳明合病。往来寒热，胸胁苦满，呕不止，郁郁微烦，心下痞硬，或心下满痛，大便不解，或协热下利，舌苔黄，脉弦数有

力。

【适用病症】

（1）带状疱疹、带状疱疹后遗神经痛 患者若见体质壮实肥胖，合并有糖尿病、高血压病、高脂血症等病，若见口干，口苦，便秘，脉弦数，可投本方治疗；带状疱疹合五苓散治疗；带状疱疹后遗神经痛合血府逐瘀汤或桂枝茯苓丸，酌加全蝎、蜈蚣治疗。

（2）痤疮、脂溢性皮炎、酒糟鼻 患者素体肥胖，伴便秘，精神紧张，压力大，纳差，腹胀，心烦喜呕，苔腻，脉数。痤疮患者投本方合葛根芩连汤或桂枝茯苓丸酌加白芷、连翘、薏苡仁治疗。脂溢性皮炎患者投本方合泻心汤酌加茯苓、泽泻、土茯苓治疗。酒糟鼻投本方合清胃散或桂枝茯苓丸治疗。

（3）急性荨麻疹、银屑病、湿疹、药疹 患者体质壮实肥胖，合并有糖尿病、高血压病、高脂血症等病，若见腹痛拒按，口干，口苦，口渴，大便干结臭秽，舌质红，苔黄，脉弦。投本方合泻心汤或桂枝茯苓丸酌加白鲜皮、土茯苓、地骨皮、地肤子、生地、荆芥、防风、蝉蜕之品治疗。

（4）激素依赖性皮炎 患者面部弥漫性红斑，灼热，瘙痒明显，心烦失眠，口干、口苦、口渴，便秘，舌瘀紫，苔黄，脉弦，可投本方合桂枝茯苓丸治疗。

【注意事项】

（1）体质虚弱、消瘦、贫血者慎用。

（2）本方见效后，可减量或间断性服用。长期服用需定期检查肝肾功能。

（3）孕妇、哺乳期妇女慎用。

柴胡桂枝汤

（《伤寒论》《金匮要略》）

【药物组成】 黄芩一两半　人参一两半　甘草一两，炙　半夏二合半，洗　芍药一两半　大枣六枚，擘　生姜一两半，切　柴胡四两　桂枝一两半，去皮

【服用方法】 上九味，以水七升，煮取三升，去滓，温服一升。本云人参汤，作如桂枝法，加半夏、柴胡、黄芩，复如柴胡法。今用人参作半剂。

【功　　用】和解少阳，调和营卫。

【今用处方】柴胡15~30g，桂枝15g，黄芩15g，党参15g，炙甘草10g，制半夏15g，白芍15g，大枣15g，生姜15g。

【经典方证】

（1）伤寒六七日，发热，微恶寒，支节烦疼，微呕，心下支结，外证未去者，柴胡桂枝汤主之。（146）

（2）《外台》柴胡桂枝汤方　治心腹卒中痛者。（《金匮要略·腹满寒疝宿食病脉证治第十》）

【方证要点】发热，微恶寒，肢节烦疼，微呕，心下支结，外证未去者。

【适用病症】

（1）白癜风　患者若见恶寒，汗出，关节痛，口苦，舌淡红，苔薄黄，脉浮，可投本方酌加补骨脂、苏叶、菟丝子、白术等中药治疗。

（2）痤疮　患者若见忽冷忽热汗出，关节疼痛，口干口苦，舌淡红，苔薄黄，脉弦浮，可投本方酌加白芷、薏苡仁、土茯苓、连翘等中药治疗。

（3）荨麻疹　患者若见忽冷忽热汗出，关节疼痛，口干口苦，舌淡红，苔薄黄，脉弦浮，可投本方酌加荆芥、防风、路路通、蝉蜕等中药治疗。若临床患者无证可辨，可投本方治疗，儿童青少年应用的机会尤多。

（4）湿疹　患者若见忽冷忽热汗出，关节疼痛，口干口苦，舌淡红，苔薄黄，脉弦浮，可投本方酌加白鲜皮、地骨皮、地肤子、荆芥、防风等中药治疗。

（5）皮痛症　患者若见忽冷忽热汗出，关节疼痛，周身皮肤游走性疼痛，无压痛，口干口苦，舌淡红，苔薄黄，脉弦浮，可投本方治疗。

（6）银屑病　患者若见恶寒发热，关节疼痛，口干口苦，舌淡红，苔薄黄，脉弦浮，可投本方酌加菝葜、土茯苓治疗。

（7）带状疱疹后遗神经痛　患者畏寒汗出，口干口苦，胸胁或双上肢或肩背部发病，疼痛难忍，舌淡红，苔薄，脉弦，可投本方合失笑散酌加全蝎、蜈蚣、马钱子等中药治疗。

（8）斑秃　患者若见畏寒汗出，关节疼痛，口干口苦，情绪焦虑，失眠，舌淡红，苔薄黄，脉弦浮，可投本方酌加菟丝子、补骨脂、煅龙骨、煅牡蛎、制首乌等中药治疗。

（9）手足多汗症 患者若见忽冷忽热汗出，关节疼痛，口干口苦，舌淡红，苔薄黄，脉弦浮，可投本方酌加煅龙骨、煅牡蛎、浮小麦、糯稻根等中药治疗。

【注意事项】服药期间，不宜食辛辣、鱼腥、浓茶等，以免影响疗效。长期服用需定期检查肝肾功能。

柴胡加龙骨牡蛎汤

（《伤寒论》）

【药物组成】柴胡四两 龙骨 黄芩 生姜切 铅丹 人参 桂枝去皮 茯苓各一两半 半夏二合半，洗 大黄二两 牡蛎一两半，熬 大枣六枚，擘

【服用方法】上十二味，以水八升，煮取四升，内大黄，切如棋子，更煮一两沸，去滓，温服一升。本云柴胡汤，今加龙骨等。

【功　　用】和解少阳，通阳泄热，重镇安神。

【今用处方】柴胡 15g，龙骨 30g，黄芩 10g，生姜 10g，铅丹（有毒目前不用），党参 10g，桂枝 15g，茯苓 15g，制半夏 15g，大黄 10g，牡蛎 30g，红枣 15g。

【经典方证】

伤寒八九日，下之，胸满，烦惊，小便不利，谵语，一身尽重，不可转侧者，柴胡加龙骨牡蛎汤主之。（107）

【方证要点】胸满，腹部动悸，烦，惊，睡眠障碍，小便不利，谵语，身重难转侧，苔黄腻，脉弦硬或滑而有力者。

【适用病症】

（1）白癜风 不少中青年白癜风患者病后精神紧张，情感障碍，焦虑狂躁或抑郁，失眠多梦，头痛头昏，时感疲倦，可先投柴胡加龙骨牡蛎汤治疗 1 个月左右再改他方治疗。

（2）慢性荨麻疹、银屑病、斑秃、湿疹、瘙痒症 凡见患者精神紧张，情感障碍，焦虑狂躁或抑郁，失眠多梦，头痛头昏，时感疲倦，均可投柴胡加龙骨牡蛎汤治疗。

（3）扁平苔藓 若见精神紧张，情感障碍，焦虑，失眠多梦，心悸等症，

投柴胡加龙骨牡蛎汤合桂枝茯苓丸或血府逐瘀汤治疗。

（4）斑秃 本方是治疗斑秃的经典方剂之一，临床应用非常多。凡见患者精神紧张，失眠多梦，头痛头昏，工作压力大等，均可投柴胡加龙骨牡蛎汤治疗。

（5）结节性痒疹 患者体壮，若见结节为暗褐色，质硬，肥厚粗糙。奇痒无比，严重影响睡眠，脉弦，可投柴胡加龙骨牡蛎汤合桂枝茯苓丸治疗，酌加蜈蚣和全蝎等搜风通络止痒之品。

（6）性病恐惧症、拔毛癖、咬甲癖、人工皮炎、寄生虫幻想症、神经性皮炎、皮肤灼痛症 病后性格偏执，精神紧张，情感障碍，焦虑狂躁或抑郁，失眠多梦，头痛头昏，时感疲倦，可以柴胡加龙骨牡蛎汤为基本方化裁治疗。

（7）外阴湿疹、外阴瘙痒证，肛门瘙痒症 患者若见精神紧张，失眠多梦等症，可投此方治疗。

【注意事项】

（1）若患者出现腹泻腹痛，可去大黄。

（2）长期应用定期检查肝肾功能。

柴胡桂枝干姜汤

（《伤寒论》）

【药物组成】柴胡半斤　桂枝三两，去皮　干姜二两　栝楼根四两　黄芩三两　牡蛎二两，熬　甘草二两，炙

【服用方法】上七味，以水一斗二升，煮取六升，去滓，再煎取三升，温服一升。日三服，初服微烦，复服汗出便愈。

【功　　用】和解少阳，温化水饮。

【今用处方】柴胡 12~20g，桂枝 15g，干姜 10g，栝楼根 15~30g，黄芩 15g，牡蛎 30g，炙甘草 10g。

【经典方证】

伤寒五六日，已发汗而复下之，胸胁满微结，小便不利，渴而不呕，但头汗出，往来寒热，心烦者，此为未解也，柴胡桂枝干姜汤主之。（147）

【方证要点】往来寒热，胸胁苦满，汗出，口渴，便溏，心烦者。

【适用病症】

（1）白癜风 凡头汗多，胸胁痛，心悸，口苦，口渴，心烦失眠，平素疲倦，畏寒，大便溏，容易腹泻的白癜风患者可投本方，酌加补骨脂、白芷、苏叶、菟丝子、白术、五味子等中药治疗，特别疲倦者酌加制附子、细辛（有人认为天花粉反制附子，本人20余年应用，未见肝肾不良反应，长期应用建议定期查肝肾功能）。

（2）黄褐斑 凡头汗多，胸胁痛，心悸，口苦，口渴，心烦失眠，平素容易疲倦，畏寒，大便溏，容易腹泻的黄褐斑患者，可投本方合当归芍药散治疗。

（3）痤疮 本方是笔者治疗痤疮常用的方剂。痤疮患者平素大便溏，容易腹泻，头汗多，胸胁痛，心悸，口苦，口渴，心烦失眠，平素疲倦，畏寒可投本方，根据临床表现多可与当归芍药散，葛根芩连汤，逍遥散等方合方应用。

（4）系统性红斑狼疮 凡头汗多，胸胁痛，心悸，口干不欲饮，心烦失眠，畏寒，大便溏，容易腹泻，平素疲倦，四肢关节痛，颈背痛，可投柴胡桂枝干姜汤合当归芍药散治疗。本方对去除系统性红斑狼疮患者手指瘀斑和长期口服激素后的痤疮有非常好的疗效。

（5）慢性荨麻疹 本方常合当归芍药散治疗慢性荨麻疹临床十分常用且疗效较好。患者一般具备以下症状：头汗多，胸胁痛，心悸，口苦，口干不欲饮，心烦失眠，畏寒，大便溏，容易腹泻，平素疲倦，四肢关节痛。

【注意事项】

（1）日本有使用本方导致间质性肺炎报道，建议服药3个月后进行胸部X片检查。

（2）长期应用，剂量适当减小，定期检查肝肾功能。

四逆散

（《伤寒论》）

【药物组成】甘草炙　枳实破，水渍，炙干　柴胡　芍药

【服用方法】上四味，各十分，捣筛，白饮和服方寸匕，日三服。咳者，

加五味子、干姜各五分，并主下利；悸者，加桂枝五分；小便不利者，加茯苓五分；腹中痛者，加附子一枚，炮令坼；泄利下重者，先以水五升，煮薤白三升，煮取三升，去滓，以散三方寸匕，内汤中，煮取一升半，分温再服。

【功　　用】透邪解郁，疏肝理脾。

【今用处方】炙甘草 10g，枳实 15g，柴胡 15g，白芍 15g。

【经典方证】

少阴病，四逆，其人或咳，或悸，或小便不利，或腹中痛，或泄利下重者，四逆散主之。（318）

【方证要点】**四肢冰凉，胸胁苦满，腹中痛，脉弦者。**

【适用病症】

（1）白癜风　主要用于情绪忧郁，手足冰冷，素有胃病的患者，以青年女性患者居多，且伴有痛经，尿频等症，常合当归芍药散、五苓散、半夏泻心汤、香砂六君子汤、胶艾四物汤等方剂，酌加补骨脂、白芷、苏叶、菟丝子、肉桂之品治疗。

（2）黄褐斑　黄褐斑患者见情绪忧郁，手足冰冷等症，若见紫舌，合方桂枝茯苓丸治疗；若见水舌，合当归芍药散酌加肉桂治疗。

（3）带状疱疹　凡发生在胸胁部位的带状疱疹或带状疱疹后遗神经痛伴有情绪忧郁，手足冰冷等症，可投本方合当归芍药散、桂枝茯苓丸等方酌加全蝎、蜈蚣、徐长卿等中药治疗疗效更佳。

（4）慢性荨麻疹　凡情绪忧郁，手足冰冷，素有胃病的患者可投本方治疗，根据病情常合当归芍药散、桂枝茯苓丸、桂枝加龙骨牡蛎汤等方剂治疗，酌加荆芥、防风、路路通、蝉蜕等祛风止痒之品治疗疗效更佳。

（5）汗疱疹、手足多汗症　双手足多汗，重者掌面滴水，紧张时尤甚，或手足反复起水疱，重症者双手足肿胀，功能障碍，伴手足厥冷，可投四逆散合桂枝加龙骨牡蛎汤，酌加糯稻根、浮小麦、麻黄根等中药治疗，疗效满意。

（6）痤疮　面部密集暗红色结节，多脓疱，以及大的暗红结节，面油腻，体质壮实，四逆口稍苦，大便干，舌淡红，苔根黄腻，脉弦。予四逆散合当归贝母苦参丸；若舌头胖大嫩，有齿痕，合方当归芍药散酌加白芷、连翘治疗。

（7）结节性痒疹　患者手足湿冷，心烦口渴，小便频数，四肢散在或密集褐色坚硬之结节，躯干散在少量结节，瘙痒难耐，舌体胖大淡嫩，脉浮，可投本方合五苓散，酌加蜈蚣、全蝎、荆芥、防风等中药治疗。

【注意事项】

（1）本方过量使用时，可有疲乏无力感。

（2）部分患者服药后有轻度腹泻。

（3）四肢冷、面色苍白、精神萎靡、脉沉者慎用。

承气汤类方

大承气汤

（《伤寒论》《金匮要略》）

【药物组成】大黄四两，酒洗　厚朴半斤，炙，去皮　枳实五枚，炙　芒硝三合

【服用方法】上四味，以水一斗，先煮二物，取五升，去滓；内大黄，更煮取二升，去滓；内芒硝，更上微火一两沸，分温再服。得下，余勿服。

【功　　用】峻下热结，急下存阴。

【今用处方】大黄 10~20g，厚朴 15~30g，枳实 15~20g，芒硝 10~20g。

【经典方证】

（1）阳明病，脉迟，虽汗出不恶寒者，其身必重，短气，腹满而喘，有潮热者，此外欲解，可攻里也。手足濈然汗出者，此大便已硬也，大承气汤主之；若汗多，微发热恶寒者，外未解也（一法与桂枝汤），其热不潮，未可与承气汤；若腹大满不通者，可与小承气汤，微和胃气，勿令至大泄下。（208）

（2）阳明病，潮热、大便微硬者，可与大承气汤；不硬者，不可与之。若不大便六七日，恐有燥屎，欲知之法，少与小承气汤，汤入腹中，转失气者，此有燥屎也，乃可攻之；若不转矢气者，此但初头硬，后必溏，不可攻之，攻之必胀满不能食也。欲饮水者，与水则哕，其后发热者，必大便复硬而少也，以小承气汤和之；不转矢气者，慎不可攻也。小承气汤。（209）

（3）伤寒若吐、若下后不解，不大便五六日，上至十余日，日晡所发潮热，不恶寒，独语如见鬼状；若剧者，发则不识人，循衣摸床，惕而不安，微喘直视，脉弦者生，涩者死。微者，但发热谵语者，大承气汤主之。若一服利，则止后服。（212）

（4）阳明病，谵语、有潮热、反不能食者，胃中必有燥屎五六枚也；若能食者，但硬耳，宜大承气汤下之。（215）

（5）汗出谵语者，以有燥屎在胃中，此为风也。须下者，过经乃可下之；下之若早，语言必乱，以表虚里实故也。下之愈，宜大承气汤。（217）

（6）二阳并病，太阳证罢，但发潮热，手足漐漐汗出，大便难而谵语者，下之则愈，宜大承气汤。（220）

（7）阳明病，下之，心中懊憹而烦，胃中有燥屎者，可攻。腹微满，初头硬，后必溏，不可攻之。若有燥屎者，宜大承气汤。（238）

（8）病人烦热，汗出则解；又如疟状，日晡所发热者，属阳明也。脉实者，宜下之；脉浮虚者，宜发汗。下之与大承气汤，发汗宜桂枝汤。（240）

（9）大下后，六七日不大便，烦不解，腹满痛者，此有燥屎也。所以然者，本有宿食故也，宜大承气汤。（241）

（10）病人小便不利，大便乍难乍易，时有微热，喘冒（一作怫郁）不能卧者，有燥屎也，宜大承气汤。（242）

（11）得病二三日，脉弱，无太阳柴胡证，烦躁、心下硬；至四五日，虽能食，以小承气汤，少少与，微和之，令小安；至六日，与承气汤一升。若不大便六七日，小便少者，虽不受食，但初头硬，后必溏，未定成硬，攻之必溏；须小便利，屎定硬，乃可攻之，宜大承气汤。（251）

（12）伤寒六七日，目中不了了，睛不和，无表里证，大便难，身微热者，此为实也。急下之，宜大承气汤。（252）

（13）阳明病，发热、汗多者，急下之，宜大承气汤。（253）

（14）发汗不解，腹满痛者，急下之，宜大承气汤。（254）

（15）腹满不减，减不足言，当下之，宜大承气汤。（255）

（16）阳明少阳合病，必下利。其脉不负者，为顺也；负者，失也。互相克贼，名为负也。脉滑而数者，有宿食也，当下之，宜大承气汤。（256）

（17）少阴病，得之二三日，口燥咽干者，急下之，宜大承气汤。（320）

（18）少阴病，自利清水，色纯青，心下必痛，口干燥者，可下之，宜大承气汤。（321）

（19）少阴病，六七日，腹胀、不大便者，急下之，宜大承气汤。（322）

（20）痉为病，胸满口噤，卧不着席，脚挛急，必齘齿，可与大承气汤。（《金匮要略·痉湿暍病脉证第二》）

（21）腹满不减，减不足言，当须下之，宜大承气汤。（《金匮要略·腹

满寒疝宿食病脉证治第十》）

（22）问曰：人病有宿食，何以别之？师曰：寸口脉浮而大，按之反涩，尺中亦微而涩，故知有宿食，大承气汤主之。（《金匮要略·腹满寒疝宿食病脉证治第十》）

（23）脉数而滑者，实也，此有宿食，下之愈，宜大承气汤。（《金匮要略·腹满寒疝宿食病脉证治第十》）

（24）下利不饮食者，有宿食也，当下之，宜大承气汤。（《金匮要略·腹满寒疝宿食病脉证治第十》）

（25）下利，三部脉皆平，按之心下坚者，急下之，宜大承气汤。（《金匮要略·呕吐哕下利病脉证治第十七》）

（26）下利，脉迟而滑者，实也，利未欲止，急下之，宜大承气汤。（《金匮要略·呕吐哕下利病脉证治第十七》）

（27）下利，脉反滑者，当有所去，下乃愈，宜大承气汤。（《金匮要略·呕吐哕下利病脉证治第十七》）

（28）下利已瘥，至其年月日时复发者，以病不尽故也，当下之，宜大承气汤。（《金匮要略·呕吐哕下利病脉证治第十七》）

（29）病解能食，七八日更发热者，此为胃实，大承气汤主之。（《金匮要略·妇人产后病脉证治第二十一》）

（30）产后七八日，无太阳证，少腹坚痛，此恶露不尽。不大便，烦躁发热，切脉微实，再倍发热，日晡时烦躁者，不食，食则谵语，至夜即愈，宜大承气汤主之。热在里，结在膀胱也。（《金匮要略·妇人产后病脉证治第二十一》）

【方证要点】腹满痛，不大便，神昏谵语，或烦躁不安或头痛剧烈，发热多汗，脉滑数，口干燥者。

【适用病症】

（1）激素依赖性皮炎　面部鲜红斑，皮肤灼热无比，长期大便秘结，数日一行，粪便臭秽异常，可与大承气汤，一般服用1~3日即可，后改用大柴胡汤合导赤散善后治疗。

（2）酒糟鼻、痤疮　酒糟鼻和聚合性痤疮、囊肿性痤疮和丘疹脓疱型痤疮患者素体壮实，口臭，口渴，心烦易怒，长期便秘，大便臭秽，可与大承气汤治疗 1~3 日，后改用大柴胡汤合五味消毒饮或海藻玉壶汤治疗。

（3）湿疹、汗疱疹、荨麻疹、银屑病 患者素体壮实，口臭，口渴口苦，长期便秘，大便臭秽，可短时间治疗。能迅速改善临床症状，减轻患者的痛苦。

（4）过敏性紫癜 患者紫癜色鲜红，心烦口渴，腹满痛，大便数日不解，烦躁不安，口干燥，舌红苔黄，可投本方短期治疗。

【注意事项】

（1）服用注意：只能服用头煎。如果再次煎煮，汤液会变得苦涩，不利于排便，必须空腹服用。服后 1 小时内不宜进食，否则影响泻下效果中病即止，不可久服。

（2）煎法要点：先煮枳实厚朴，后下大黄、芒硝溶服。因芒硝、大黄久煎会减缓泻下作用。

（3）舌苔薄白，提示肠道内无积滞，大黄要慎用。

（4）大承气汤虽然属于攻下剂，但不拘泥于大便干结，有的患者可以泻下稀水甚至黏液，但并不影响本方，关键是腹痛拒按，或腹部高度胀满。

（5）孕妇忌用或慎用。

小承气汤

（《伤寒论》《金匮要略》）

【药物组成】大黄四两，酒洗　厚朴二两，去皮，炙　枳实三枚，大者，炙

【服用方法】上三味，以水四升，煮取一升二合，去滓，分温二服。初服汤当更衣，不尔者尽饮之；若更衣者，勿服之。

【功　　用】泻热通便，除满消痞。

【今用处方】大黄 15g，厚朴 12g，枳实 12g。

【经典方证】

（1）阳明病，脉迟，虽汗出不恶寒者，其身必重，短气，腹满而喘，有潮热者，此外欲解，可攻里也。手足濈然汗出者，此大便已硬也，大承气汤主之；若汗多，微发热恶寒者，外未解也（一法与桂枝汤），其热不潮，未可与承气汤；若腹大满不通者，可与小承气汤，微和胃气，勿令至大泄下。（208）

（2）阳明病，潮热、大便微硬者，可与大承气汤；不硬者，不可与之。若不大便六七日，恐有燥屎，欲知之法，少与小承气汤，汤入腹中，转矢气者，此有燥屎也，乃可攻之；若不转矢气者，此但初头硬，后必溏，不可攻之，攻之必胀满不能食也。欲饮水者，与水则哕，其后发热者，必大便复硬而少也，以小承气汤和之；不转矢气者，慎不可攻也。（209）

（3）阳明病，其人多汗，以津液外出，胃中燥，大便必硬，硬则谵语，小承气汤主之。若一服谵语止者，更莫复服。（213）

（4）阳明病，谵语、发潮热、脉滑而疾者，小承气汤主之。因与承气汤一升，腹中转气者，更服一升；若不转气者，勿更与之。明日又不大便，脉反微涩者，里虚也，为难治，不可更与承气汤也。（214）

（5）太阳病，若吐、若下、若发汗后，微烦，小便数、大便因硬者，与小承气汤，和之愈。（250）

（6）得病二三日，脉弱，无太阳柴胡证，烦躁、心下硬；至四五日，虽能食，以小承气汤，少少与，微和之，令小安；至六日，与承气汤一升。若不大便六七日，小便少者，虽不受食，但初头硬，后必溏，未定成硬，攻之必溏；须小便利，屎定硬，乃可攻之，宜大承气汤。（251）

（7）下利谵语者，有燥屎也，宜小承气汤。（374）

（8）下利谵语者，有燥屎也，小承气汤主之。（《金匮要略·呕吐哕下利病脉证治第十七》）

（9）《千金翼》小承气汤　治大便不通，哕，数谵语。（《金匮要略·呕吐哕下利病脉证治第十七》）

【方证要点】蒸蒸发热而多汗，或小便数多，则津液偏渗，大便干硬，症见烦躁、谵语、腹胀，舌苔黄厚，脉滑而疾。

【适用病症】参考大承气汤和调胃承气汤。

【注意事项】

（1）后下大黄芒硝。

（2）药力峻猛，中病即止，不可多服久服。

（3）孕妇忌用或慎用。

调胃承气汤

（《伤寒论》）

【药物组成】大黄四两，去皮，清酒洗　甘草二两，炙　芒硝半升

【服用方法】上三味，以水三升，煮取一升，去滓，内芒硝，更上火微煮令沸，少少温服之。

【功　　用】除热荡实，润燥软坚。

【今用处方】大黄 15~30g，炙甘草 10g，芒硝 30g。

【经典方证】

（1）伤寒脉浮，自汗出，小便数，心烦，微恶寒，脚挛急，反与桂枝，欲攻其表，此误也。得之便厥，咽中干，烦躁吐逆者，作甘草干姜汤与之，以复其阳。若厥愈足温者，更作芍药甘草汤与之，其脚即伸；若胃气不和谵语者，少与调胃承气汤；若重发汗，复加烧针者，四逆汤主之。（29）

（2）问曰：证象阳旦，按法治之而增剧，厥逆，咽中干，两胫拘急而谵语。师曰：言夜半手足当温，两脚当伸。后如师言，何以知此？答曰：寸口脉浮而大；浮为风，大为虚，风则生微热，虚则两胫挛。病形象桂枝，因加附子参其间，增桂令汗出，附子温经，亡阳故也。厥逆、咽中干、烦躁、阳明内结、谵语烦乱，更饮甘草干姜汤，夜半阳气还，两足当热，胫尚微拘急，重与芍药甘草汤，尔乃胫伸。以承气汤微溏，则止其谵语，故知病可愈。（30）

（3）发汗后，恶寒者，虚故也；不恶寒，但热者，实也，当和胃气，与调胃承气汤。（70）

（4）太阳病未解，脉阴阳俱停（一作微），必先振栗，汗出而解；但阳脉微者，先汗出而解；但阴脉微（一作尺脉实）者，下之而解。若欲下之，宜调胃承气汤。（94）

（5）伤寒十三日，过经，谵语者，以有热也，当以汤下之。若小便利者，大便当硬，而反下利，脉调和者。知医以丸药下之，非其治也。若自下利者，脉当微厥，今反和者，此为内实也，调胃承气汤主之。（105）

（6）太阳病，过经十余日，心下温温欲吐而胸中痛，大便反溏，腹微满，郁郁微烦。先此时自极吐下者，与调胃承气汤；若不尔者，不可与；但欲呕、

胸中痛、微溏者，此非柴胡汤证，以呕故知极吐下也。(123)

(7)阳明病，不吐、不下、心烦者，可与调胃承气汤。(207)

(8)太阳病三日，发汗不解，蒸蒸发热者，属胃也，调胃承气汤主之。(248)

(9)伤寒吐后，腹胀满者，与调胃承气汤。(249)

【方证要点】

(1)大便不通之腑实证，伴发热、心烦、谵语。

(2)长于除阳明之热，而不长于去腹之胀满。

【适用病症】

(1)激素依赖性皮炎、接触性皮炎 若见患者素体壮实，面部灼热瘙痒难耐，便秘、心烦失眠，可投此方，也可与大柴胡汤合方应用。

(2)痤疮、酒糟鼻 若见患者素体壮实，面部丘疹鲜红明亮，皮肤灼热，伴便秘、心烦失眠，可投此方。病情明显改善后可与葛根芩连汤合桂枝茯苓丸善后。

(3)银屑病、湿疹、荨麻疹、过敏性紫癜 若见患者素体壮实，长期便秘、心烦失眠，可投此方。

【注意事项】

(1)后下大黄芒硝。

(2)药力峻猛，中病即止，不可多服久服。

麻子仁丸

(《伤寒论》《金匮要略》)

【药物组成】 麻子仁二升 芍药半斤 枳实半斤，炙 大黄一斤，去皮 厚朴一尺，炙，去皮 杏仁一升，去皮尖，熬，别作脂

【服用方法】 上六味，蜜和丸梧桐子大，饮服十丸，日三，渐加，以知为度。

【功　用】 润肠泄热，行气通便。

【今用处方】 麻子仁 30g，白芍 30g，枳实 15g，大黄 10g，厚朴 15g，杏仁 10g。

【经典方证】

（1）趺阳脉浮而涩，浮则胃气强，涩则小便数；浮涩相搏，大便则硬，其脾为约，麻子仁丸主之。（247）

（2）趺阳脉浮而涩，浮则胃气强，涩则小便数，浮涩相搏，大便则坚，其脾为约，麻子仁丸主之。（《金匮要略·五脏风寒积聚病脉证并治第十一》）

【方证要点】长期便秘，大便干硬，小便频数，腹部无明显不适。

【适用病症】

（1）瘙痒症　老年皮肤瘙痒症，若见长期便秘，小便频数，腹部无明显不适，可用本方合方当归饮子治疗。

（2）荨麻疹　若见长期便秘，小便频数，腹部无明显不适，可用本方合当归饮子酌加路路通、徐长卿等中药治疗。

（3）湿疹　湿疹患者皮肤干燥，小腿鳞屑如糠秕状，若见长期便秘，小便频数，腹部无明显不适，可用本方合当归饮子治疗。

【注意事项】

（1）必用于阳证。

（2）阴证之虚寒便秘不可滥用。

（3）大黄可根据大便情况适当增减。

小陷胸汤

（《伤寒论》）

【药物组成】黄连一两　半夏半升，洗　栝楼实大者一枚

【服用方法】上三味，以水六升，先煮栝楼，取三升，去滓；内诸药，煮取二升，去滓，分温三服。

【功　　用】清热化痰，宽胸散结。

【今用处方】黄连6g，姜半夏（或法半夏15g），栝楼实30~50g。

【经典方证】

小结胸病，正在心下，按之则痛，脉浮滑者，小陷胸汤主之。（138）

【方证要点】胸胁痞胀，心下按之疼痛，心烦满，咳嗽、咯黏腻黄痰，便秘，舌红，苔黄腻，脉浮滑数。

【适用病症】

（1）带状疱疹、带状疱疹后遗神经痛 发生在胸胁部位的带状疱疹或带状疱疹后遗神经痛若见胸胁痞胀疼痛，心烦满，咳嗽、咯黏腻黄痰，便秘，舌红，苔黄腻，脉浮滑数，可用本方合瓜蒌红花甘草汤治疗。

（2）荨麻疹 若伴见胸胁痞胀疼痛，心烦，咳嗽、咯黄痰，便秘，舌红，苔黄腻，脉浮滑数，可用本方合小柴胡汤，酌加荆芥、防风、蝉蜕、路路通等祛风止痒之品治疗。

（3）湿疹 若伴见胸胁痞胀疼痛，心烦，咳嗽、咳黄痰，便秘，舌红，苔黄腻，脉浮滑数。可用本方酌加白鲜皮、桑白皮、地骨皮、荆芥、柴胡、甘草等治疗。

（4）痤疮、毛囊炎、疖、痈 若伴见胸胁痞胀疼痛、心烦、咳嗽、咳黄痰、便秘，舌红，苔黄腻，脉浮滑数，可用本方合四逆散和五味消毒饮治疗。

【注意事项】

（1）部分患者服药后有腹泻、大便夹带黏液等症，此为痰液下泄，故不必紧张，如有腹部不适，建议停服。

（2）便溏舌淡者慎用。

泻心汤类方

泻心汤

（《金匮要略》）

【药物组成】大黄二两　黄连一两　黄芩一两

【服用方法】上三味，以水三升，煮取一升，顿服之。

【功　　用】泻火解毒，燥湿泄痞。

【今用处方】大黄 10g，黄连 5g，黄芩 10g。

【经典方证】

心气不足，吐血，衄血，泻心汤主之。（《金匮要略·惊悸吐衄下血胸满瘀血病脉证治第十六》）

【方证要点】面赤，吐血衄血，烦躁不安，心动过速，心悸亢进，心下痞者，脉数有力。

【适用病症】

（1）天疱疮　患者形体壮实若见心烦不安，面赤，烦躁不安，心悸亢进，心下痞者，脉数有力，可投此方合导赤散酌加土茯苓 30~100g 治疗。

（2）激素依赖性皮炎　患者形体壮实，面部红斑肿胀，灼热刺痛，瘙痒剧烈，口干口苦口渴，大便秘结，舌红，苔微黄，脉数有力，可投本方合导赤散，酌加荆芥、防风、肉桂、百合治疗。其中生地剂量根据病情可用至 30~250g。

（3）痤疮、酒糟鼻、毛囊炎、脓疱疮　患者形体壮实，面部多鲜红色丘疹，脓疱，皮脂分泌旺盛，口干、口苦、口渴，大便秘结，舌红，苔微黄，脉数有力。舌红，苔黄，脉弦数，可投此方合五味消毒饮治疗。

（4）变应性皮肤血管炎、白色萎缩、过敏性紫癜、结节性红斑　患者形体壮实，病情急性发作，口干口苦口渴，大便秘结，舌红，苔微黄，脉数有力，可投此方合四妙勇安汤治疗。

（5）银屑病 患者形体壮实，银屑病急性发作，全身散在鲜红色丘疹，心情烦躁，口干口苦口渴，大便秘结，小便黄，舌红，苔微黄，脉数有力。可投此方合清营汤治疗。

（6）湿疹 患者形体壮实，湿疹急性发作，皮疹以红斑、丘疹、水疱、糜烂渗出为主，伴心情烦躁，口干、口苦、口渴，大便秘结，小便黄，舌红，苔微黄，脉数有力，可投此方合导赤散酌加荆芥、防风、土茯苓、泽泻、白鲜皮等中药治疗。生地宜大剂量应用，剂量一般为30~250g。

【注意事项】

（1）体质虚弱、精神萎靡、消瘦、贫血、脉弱者慎用。

（2）妊娠者慎用；哺乳期妇女使用此方时，须停止哺乳。

（3）不良反应有恶心、腹痛、腹泻、便秘、食欲不振、结膜充血、头晕等。

附子泻心汤

（《伤寒论》）

【药物组成】大黄二两　黄连一两　黄芩一两　附子一枚，炮，去皮破，别煮取汁

【服用方法】上四味，切三味，以麻沸汤二升渍之，须臾绞去滓，内附子汁，分温再服。

【功　　用】温经回阳，扶阳固表，泄热消痞。

【今用处方】大黄10g，黄连5g，黄芩5g，制附子15~30g。

【经典方证】

心下痞，而复恶寒，汗出者，附子泻心汤主之。（155）

【方证要点】面赤，心烦不安，疲倦，畏寒汗出者。

【适用病症】

（1）变应性皮肤血管炎、白色萎缩、结节性红斑、过敏性紫癜 面赤，心烦不安，疲倦，双足畏寒，可投本方合四妙勇安汤和桂枝茯苓丸治疗。

（2）痤疮、脂溢性皮炎 患者平素畏寒，心烦不安，疲倦，易汗出，面部以红斑、丘疹、脓疱、油腻性脱屑为主要皮疹，舌稍红，苔黄厚，脉弦细，可投本方酌加煅牡蛎、浙贝、白芷、补骨脂、薏仁等中药治疗。

（3）慢性丹毒 患者平素畏寒，心烦不安，疲倦，易汗出，皮疹为暗红斑肿胀，自觉轻度疼痛，灼热，可投本方合方五苓散和桂枝汤治疗。

【注意事项】黄连、黄芩、大黄的用量不宜过大；制附子宜先煎半小时以上。

半夏泻心汤

（《伤寒论》《金匮要略》）

【药物组成】半夏半升，洗 黄芩 干姜 人参 甘草炙，各三两 黄连一两 大枣十二枚，擘

【服用方法】上七味，以水一斗，煮取六升，去滓；再煎取三升，温服一升，日三服。

【功　　用】寒热平调，消痞散结。

【今用处方】姜半夏 15g，黄芩 15g，干姜 15g，党参 15g，炙甘草 10g，黄连 3~5g，大枣 20g。

【经典方证】

（1）伤寒五六日，呕而发热者，柴胡汤证具，而以他药下之，柴胡证仍在者，复与柴胡汤。此虽已下之，不为逆，必蒸蒸而振，却发热汗出而解。若心下满而硬痛者，此为结胸也，大陷胸汤主之；但满而不痛者，此为痞，柴胡不中与之，宜半夏泻心汤。（149）

（2）呕而肠鸣，心下痞者，半夏泻心汤主之。（《金匮要略·呕吐哕下利病脉证治第十七》）

【方证要点】胃脘胀闷，按之无抵抗，纳差，恶心呕吐，肠鸣腹泻。

【适用病症】

（1）白癜风 患者素有胃胀，纳差，恶心，肠鸣腹泻，可投本方合四神丸酌加苏叶、白芷治疗。

（2）荨麻疹 患者胃脘胀闷，按之无抵抗，纳差，恶心呕吐，肠鸣腹泻，舌红，苔黄，脉弦，可投本方酌加路路通、荆芥、防风、徐长卿等中药治疗。

（3）结节性痒疹、扁平苔藓、寻常型痤疮 患者胃胀，纳差，肠鸣腹泻，舌红，苔黄，脉弦，可投本方，结节性痒疹可酌加路路通、荆芥、防风、徐

长卿等中药治疗；扁平苔藓者，可投本方合桂枝茯苓丸；寻常型痤疮可投本方合附子理中丸，酌加白芷、生牡蛎、柴胡、连翘治疗。

【注意事项】

（1）黄连用量不宜过大，以防抑制食欲。

（2）甘草多用可能导致泛酸、腹胀及水肿。

（3）长期应用半夏宜检查肝肾功能。

甘草泻心汤

（《伤寒论》《金匮要略》）

【药物组成】甘草四两，炙　黄芩三两　人参三两　干姜三两　黄连一两　大枣十二枚，擘　半夏半升，洗

【服用方法】上七味，水一斗，煮取六升，去滓再煎，温服一升，日三服。

【功　　用】和胃补中，降逆消痞。

【今用处方】炙甘草30g，黄芩12g，党参15g，干姜15g，黄连5g，大枣15g，制半夏15~30g。

【经典方证】

（1）伤寒中风，医反下之，其人下利，日数十行，谷不化，腹中雷鸣，心下痞硬而满，干呕心烦不得安。医见心下痞，谓病不尽，复下之，其痞益甚。此非结热，但以胃中虚，客气上逆，故使硬也。甘草泻心汤主之。（158）

（2）狐惑之为病，状如伤寒，默默欲眠，目不得闭，卧起不安。蚀于喉为惑，蚀于阴为狐。不欲饮食，恶闻食臭，其面目乍赤、乍黑、乍白。蚀于上部则声喝（一作嗄），甘草泻心汤主之。（《金匮要略·百合狐惑阴阳毒病证治第三》）

【方证要点】表情淡漠，精神不振，身热，失眠烦躁，口腔、眼睛、咽喉、直肠、外生殖器糜烂溃疡，不欲饮食，恶闻食臭者；心下痞硬，下利，腹中雷鸣，干呕，心烦失眠者。

【适用病症】

（1）白癜风　患者素有口腔溃疡，表情淡漠，精神不振，身热，失眠烦躁，纳差，恶闻食臭者，胃脘痞硬，腹部胀气下利，腹中雷鸣，干呕，可投

本方合四神丸酌加苏叶治疗。

（2）天疱疮 患者平素容易腹泻，常伴有口腔溃疡，口苦，胃脘痞硬，腹部胀气，舌淡红微黄腻，脉弦，可投本方合五苓散治疗。

（3）荨麻疹 患者平素容易腹泻，常伴有口腔溃疡，口苦，胃脘痞硬，腹部胀气，舌淡红微黄腻，脉弦，可投本方合乌梅丸治疗。

（4）口腔溃疡、口腔扁平苔藓 患者平素容易腹泻腹胀，纳差，胃脘痞硬，精神不振，疲倦，失眠烦躁，舌淡红微黄腻，脉弦，可投本方合桂枝茯苓丸或潜阳封髓丹治疗。

【注意事项】方中甘草用量多在10g以上，也有用至30g者。但甘草多用，可能会导致泛酸、腹胀及水肿、血压升高等副作用，可酌加猪苓、车前子拮抗此不良反应。

三物黄芩汤

（《备急千金要方》《金匮要略》）

【药物组成】黄芩一两　苦参二两　干地黄四两

【服用方法】上三味，以水八升，煮取二升，温服一升，多吐下虫。

【功　　用】清热除烦，养血滋阴。

【今用处方】黄芩6g，苦参15g，地黄30~60g。

【经典方证】

《千金》三物黄芩汤　治妇人在草蓐，自发露得风。四肢苦烦热，头痛者，与小柴胡汤；头不痛但烦者，此汤主之。（《金匮要略·妇人产后病脉证治第二十一》）

【方证要点】手足心烦热。

【适用病症】

（1）手足湿疹、掌跖脓疱病 体质壮实，若见手足心烦热，可以本方为基础方治疗。掌跖脓疱病可合用桂枝茯苓丸、大柴胡汤、五苓散、猪苓汤、薏苡附子败酱散治疗。

（2）慢性湿疹 躯干四肢起暗色皮疹瘙痒反复，形体偏胖，壮实，口干易急躁，思维不清晰感，长期睡眠差，手足心热明显，冬季亦需手足伸出被子才舒服，舌淡红，苔白，舌体偏胖大，脉弦，三物黄芩汤合柴胡加龙骨牡蛎汤。

（3）银屑病 患者形体壮实，皮疹以暗色红斑，干燥性银白色鳞屑为主要皮疹，瘙痒甚，若见手足心烦热，可投本方合荆芥连翘汤、清上防风汤、桂枝茯苓丸、温清饮等方剂治疗。

【注意事项】

（1）胃病患者慎用。

（2）上三味皆纯阴苦寒，伤胃滞血之药，产后虽有烦热，难以轻用，必有质壮气盛，脉证俱实，能实便硬者，始堪任此，用者审之。

黄连阿胶汤

（《伤寒论》）

【药物组成】黄连四两　黄芩二两　芍药二两　鸡子黄二枚　阿胶三两

【服用方法】上五味，以水六升，先煮三物，取二升，去滓；内胶烊尽，小冷；内鸡子黄，搅令相得。温服七合，日三服。

【功　　用】滋阴泻火，益肾宁心。

【今用处方】黄连 5~15g，黄芩 15g，白芍 15g，鸡子黄 2 枚，阿胶 15g。

【经典方证】

（1）少阴病，得之二三日以上，心中烦、不得卧，黄连阿胶汤主之。（303）

【方证要点】面部潮红，干燥脱屑，瘙痒明显，心烦失眠，或便血，或久利脓血，或崩漏，或腹痛；或腹痛如绞，唇红舌绛苔燥，脉细数者。

【适用病症】

（1）过敏性紫癜 患者双下肢皮肤干燥，紫癜久治不愈，若见口干，心烦失眠，唇红舌红苔燥，脉细数者，可投本方酌加治疗。

（2）激素依赖性皮炎 面部红斑灼热，干燥性鳞屑，瘙痒明显，伴心烦失眠，舌红苔燥，脉细数者，投本方酌加麦冬、生地、百合，治疗效果满意。

（3）湿疹 皮疹为暗红斑，干燥性鳞屑，瘙痒，口干，伴心烦失眠，唇红舌红苔燥，脉细数者，可投本方酌加制首乌、火麻仁、麦冬、五味子、白鲜皮、地骨皮治疗。

（4）荨麻疹　荨麻疹患者若见口干，心烦失眠，唇红舌红苔燥，脉细数者，可投本方酌加乌梅、制首乌、五味子、白鲜皮、地骨皮治疗。

（5）银屑病　皮疹为暗红斑，干燥性鳞屑，瘙痒，口干，心烦失眠，唇红舌红苔燥，脉细数者，可投本方酌加乌梅、土茯苓、制首乌、火麻仁、白鲜皮、地骨皮治疗。

（6）掌跖脓疱病　双手足密集脓疱，基底发红，脱皮瘙痒，若见口干，心烦失眠，唇红舌红苔燥，脉细数者，可投本方酌加乌梅、菝葜、土茯苓治疗。

（7）带状疱疹后遗神经痛　带状疱疹后遗神经痛若见口干，心烦失眠，唇红舌红苔燥，脉细数者，可投本方酌加治疗。

【注意事项】本方黄连用量较大，不宜长期服用，症状缓解后即应减量。食欲不振者慎用。

葛根黄芩黄连汤

（《伤寒论》）

【药物组成】葛根半斤　甘草二两，炙　黄芩三两　黄连三两

【服用方法】上四味，以水八升，先煮葛根，减二升，内诸药，煮取二升，去滓，分温再服。

【功　　用】解表清里。

【今用处方】葛根 30~60g，炙甘草 10g，黄芩 10g，黄连 5~15g。

【经典方证】

（1）太阳病，桂枝证，医反下之，利遂不止，脉促者，表未解也；喘而汗出者，葛根黄芩黄连汤主之。(34)

【方证要点】项背强痛，腹泻，烦热，多汗，脉滑数者。

【适用病症】

（1）口腔溃疡　患者素有项背强痛，腹泻，烦热，多汗，脉滑数者，可投本方，口腔溃疡反复发作且失眠心烦者酌加肉桂 10g、白术 15g。

（2）痤疮　患者体质壮实，腹泻，烦热，多汗，面部皮脂溢出旺盛，皮

疹以脓疱，炎性丘疹为主，舌红，苔黄，脉弦数，可投本方合枇杷清肺饮或五味消毒饮治疗。

（3）脂溢性皮炎 患者体质壮实，心烦失眠，多汗，橘皮脸，皮脂溢出旺盛，皮疹以红斑，油腻性鳞屑为主，舌红，苔黄，脉弦数，可投本方合五苓散治疗。

【注意事项】精神倦怠，脉沉缓者慎用。

白虎汤类方

白虎汤

（《伤寒论》）

【药物组成】知母六两　石膏一斤，碎　甘草二两，炙　粳米六合

【服用方法】上四味，以水一斗，煮米熟，汤成去滓，温服一升，日三服。

【功　　用】清气分热，清热生津。

【今用处方】知母 15g，石膏 30～60g，炙甘草 10g，粳米 30g。

【经典方证】

（1）伤寒脉浮，发热，无汗，其表不解，不可与白虎汤。渴欲饮水，无表证者，白虎加人参汤主之。（170）

（2）伤寒，脉浮滑，此以表有热，里有寒，白虎汤主之。（176）

（3）三阳合病，腹满，身重，难以转侧，口不仁，面垢（又作枯，一云向经）谵语，遗尿。发汗则谵语；下之则额上生汗，手足逆冷。若自汗出者，白虎汤主之。（219）

（4）伤寒脉滑而厥者，里有热，白虎汤主之。（350）

【方证要点】气分热盛证。壮热面赤，烦渴引饮，汗出恶热，脉洪大有力。

【适用病症】

（1）银屑病　患者周身散发或泛发红色丘疹，自觉瘙痒，伴壮热面赤，烦渴引饮，汗出恶热，脉洪大有力，可投本方合泻心汤酌加乌梅、蒺蒺、土茯苓等中药治疗。

（2）湿疹　患者周身散在或泛发红斑、丘疹和水疱，自觉明显瘙痒，伴壮热面赤，烦渴引饮，汗出恶热，脉洪大有力，可投本方合泻心汤或消风散治疗。

（3）荨麻疹　患者周身散在或泛发红斑、风团，自觉明显瘙痒，伴畏风寒，壮热汗出面赤，身疼、骨节疼烦，大渴饮水不解，脉洪大有力，可投本

方酌加桂枝、人参、荆芥、防风、蝉蜕、路路通等中药治疗。

【注意事项】

（1）表证未解的无汗发热，口不渴者，脉见浮细或沉者；血虚发热，脉洪不胜重按者；真寒假热的阴盛格阳证等均不可误用。

（2）脾胃虚寒者慎用。

竹叶石膏汤

（《伤寒论》）

【药物组成】竹叶二把　石膏一斤　半夏半升，洗　麦门冬一升，去心　人参二两　甘草二两，炙　粳米半斤

【服用方法】上七味，以水一斗，煮取六升，去滓；内粳米，煮米熟，汤成去米，温服一升，日三服。

【功　　用】清热生津，益气和胃。

【今用处方】竹叶 10g，石膏 30g，姜半夏 15g，麦门冬 30g，人参 10g，炙甘草 10g，粳米 30g。

【经典方证】

伤寒解后，虚羸少气，气逆欲吐，竹叶石膏汤主之。（397）

【方证要点】主治伤寒、温病、暑病余热未清，气津两伤证。身热多汗，唇干咽燥，口干口渴，咳逆痰黏，少气消瘦，心胸烦热失眠，气逆欲呕，气短神疲，舌红少苔，脉虚数。

【适用病症】

（1）银屑病　患者周身散发或泛发红色丘疹，干燥性鳞屑，自觉瘙痒，伴身热多汗，唇干咽燥，口干口渴，咳逆痰黏，少气消瘦，心胸烦热失眠，气逆欲呕，气短神疲，舌红少苔，脉虚数，可投本方酌加乌梅、蒺藜、土茯苓等中药治疗。

（2）荨麻疹　患者风团色红，瘙痒，伴身热多汗，唇干咽燥，口干口渴，咳逆痰黏，少气消瘦，心胸烦热失眠，气逆欲呕，气短神疲，舌红少苔，脉虚数，可投本方合过敏煎，酌加荆芥、防风等中药治疗。

（3）湿疹 患者周身散在或泛发红斑、丘疹和干燥性鳞屑，自觉明显瘙痒，伴身热多汗，唇干咽燥，口干口渴，咳逆痰黏，少气消瘦，心胸烦热失眠，气逆欲呕，气短神疲，舌红少苔，脉虚数，可投本方合泻心汤治疗。

（4）激素依赖性皮炎 患者面部弥漫性红斑，灼热瘙痒，伴身热多汗，唇干咽燥，口干口渴，咳逆痰黏，少气消瘦，心胸烦热失眠，气逆欲呕，气短神疲，舌红少苔，脉虚数，可投本方合泻心汤，酌加大剂量生地（30~250g）治疗。

【注意事项】脾胃虚寒者慎用。

栀子豉汤类方

栀子豉汤

（《伤寒论》《金匮要略》）

【药物组成】栀子十四个，擘　香豉四合，绵裹

【服用方法】上二味，以水四升，先煮栀子，得二升半，内豉，煮取一升半，去滓，分为二服，温进一服，得吐者，止后服。

【功　　用】清热除烦。

【今用处方】栀子 10g，香豉 10g。

【经典方证】

（1）发汗后，水药不得入口，为逆。若更发汗，必吐下不止。发汗、吐下后，虚烦不得眠；若剧者，必反复颠倒，心中懊侬，栀子豉汤主之。（76）

（2）发汗若下之而烦热，胸中窒者，栀子豉汤主之。（77）

（3）伤寒五六日，大下之后，身热不去，心中结痛者，未欲解也，栀子豉汤主之。（78）

（4）凡用栀子汤，病人旧微溏者，不可与服之。（81）

（5）阳明病，脉浮而紧、咽燥、口苦、腹满而喘、发热汗出、不恶寒反恶热、身重，若发汗则躁，心愦愦，反谵语；若加温针，必怵惕烦躁不得眠；若下之，则胃中空虚，客气动膈，心中懊侬。舌上苔者，栀子豉汤主之。（221）

（6）阳明病，下之，其外有热，手足温，不结胸，心中懊侬，饥不能食，但头汗出者，栀子豉汤主之。（228）

（7）下利后更烦，按之心下濡者，为虚烦也，宜栀子豉汤。（375）

（8）下利后更烦，按之心下濡者，为虚烦也，栀子豉汤主之。（《金匮要略·呕吐哕下利病脉证治第十七》）

【方证要点】主治发汗吐下后，余热郁于胸膈，身热懊侬，虚烦不得眠，

胸脘痞闷，按之软而不痛，嘈杂似饥，但不欲食，舌质红，苔微黄，脉数。

【适用病症】

（1）痤疮 患者身热懊侬，虚烦不得眠，胸脘痞闷，按之软而不痛，嘈杂似饥，纳差，舌质红，苔微黄，脉数，可投本方合枇杷清肺饮治疗。

（2）激素依赖性皮炎 患者面部红斑肿胀，灼热瘙痒，身热懊侬，虚烦不得眠，胸脘痞闷，按之软而不痛，嘈杂似饥，但不欲食，舌质红，苔微黄，脉数，可投本方合泻心汤治疗。

（3）荨麻疹 患者虚烦不得眠，胸脘痞闷，嘈杂似饥，纳差，舌质红，苔微黄，脉数，可投本方酌加荆芥、防风、干姜、蝉蜕、路路通等中药治疗。

【注意事项】栀子苦寒伤胃，脾虚便溏者不宜用。

栀子厚朴汤

（《伤寒论》）

【药物组成】栀子十四个，擘　厚朴四两，炙，去皮　枳实四枚，水浸，炙令黄

【服用方法】上三味，以水三升半，煮取一升半，去滓，分二服。温进一服，得吐者，止后服。

【功　　用】清热除烦，宽中理气。

【今用处方】栀子 15g，厚朴 15g，枳实 15g。

【经典方证】

伤寒下后，心烦、腹满、卧起不安者，栀子厚朴汤主之。（79）

【方证要点】心烦腹满，卧起不安者。

【适用病症】

（1）荨麻疹 患者体质壮实，若见脘腹胀满，心烦失眠，可投本方合逍遥散酌加荆芥、防风、路路通、蝉蜕等中药治疗。

（2）湿疹 患者体质壮实，若见脘腹胀满，心烦失眠，便秘，可投本方合泻心汤酌加白鲜皮、地骨皮、土茯苓、荆芥等中药治疗。

（3）带状疱疹 患者体质壮实，若见脘腹胀满，心烦失眠，可投本方合瓜蒌红花甘草汤治疗。

（4）酒糟鼻、痤疮 患者体质壮实，若见脘腹胀满，心烦失眠，可投本方合小陷胸汤，酌加白芷、薏苡仁、藿香等中药治疗。

【注意事项】

（1）栀子苦寒伤胃，脾虚便溏者不宜用；本方久服，可能致眼圈发黑或面色发青，停服后可以消退。

（2）有报道称栀子内服出现荨麻疹或粟粒样丘疹的过敏反应，对栀子过敏者慎服。

茵陈蒿汤

（《伤寒论》《金匮要略》）

【药物组成】茵陈蒿六两　栀子十四枚，擘　大黄二两，去皮

【服用方法】上三味，以水一斗二升，先煮茵陈，减六升；内二味，煮取三升，去滓，分三服。小便当利，尿如皂荚汁状，色正赤，一宿腹减，黄从小便去也。

【功　　用】清热利湿退黄。

【今用处方】茵陈蒿 30g，栀子 15g，大黄（或制大黄）10g。

【经典方证】

（1）阳明病，发热、汗出者，此为热越，不能发黄也。但头汗出，身无汗，剂颈而还，小便不利，渴引水浆者，此为瘀热在里，身必发黄，茵陈蒿汤主之。（236）

（2）伤寒七八日，身黄如橘子色，小便不利，腹微满者，茵陈蒿汤主之。（260）

（3）谷疸之为病，寒热不食，食即头眩，心胸不安，久久发黄为谷疸，茵陈蒿汤主之。（《金匮要略·黄疸病脉证并治第十五》）

【方证要点】主治湿热黄疸。一身面目俱黄，黄色鲜明，发热，无汗或但头汗出，口渴欲饮，恶心呕吐，腹微满，小便短赤，大便不爽或秘结，舌红苔黄腻，脉沉数或滑数有力。

【适用病症】

（1）痤疮 患者体质壮实，口渴欲饮，干呕，腹满，溲赤，便秘结，舌

红苔黄腻，脉沉数，可投本方合枇杷清肺饮治疗。

（2）多形红斑 患者体质壮实，口渴欲饮，干呕，腹满，溲赤，大便秘结，舌红苔黄腻，脉沉数，可投本方合麻黄连翘赤小豆汤治疗。

（3）皮肤瘙痒症 患者患有肝病，总胆汁酸高，口渴欲饮，干呕，腹胀满，溲赤，大便秘结或溏，舌红苔黄腻，脉沉数，可投本方合柴胡桂枝干姜汤治疗。

（4）手足口病 患儿体质较好，口渴欲饮，干呕，腹满烦躁，溲赤，大便秘结，舌红苔黄腻，脉沉数，可投本方合小柴胡汤治疗。

（5）带状疱疹 患者体质壮实，口渴欲饮，干呕，腹满，溲赤，大便秘结，舌红苔黄腻，脉沉数，可投本方合瓜蒌红花甘草汤治疗。

（6）激素依赖性皮炎 患者体质壮实，口渴欲饮，干呕，腹满，溲赤，便秘结，舌红苔黄腻，脉沉数，可投本方合泻心汤治疗。

（7）荨麻疹 患者体质壮实，口渴欲饮，干呕，腹满，溲赤，大便秘结，舌红苔黄腻，脉沉数，可投本方合小柴胡汤，酌加荆芥、防风、路路通、蝉蜕治疗。

（8）湿疹 患者体质壮实，口渴欲饮，干呕，腹满，溲赤，大便秘结，舌红苔黄腻，脉沉数，可投本方合麻黄连翘赤小豆汤治疗。

【注意事项】面色萎黄、神疲乏力、贫血、食欲不振、容易腹泻、脉缓及心功能不全者慎用。

五苓散类方

五苓散

（《伤寒论》《金匮要略》）

【药物组成】猪苓十八铢，去皮　泽泻一两六铢　白术十八铢　茯苓十八铢　桂枝半两，去皮

【服用方法】上五味，捣为散，以白饮和服方寸匕，日三服。多饮暖水，汗出愈，如法将息。

【功　　用】利水渗湿，温阳化气

【今用处方】猪苓20g，泽泻30g，白术20g，茯苓20g，桂枝15g（或肉桂）15g。

【经典方证】

（1）太阳病，发汗后，大汗出，胃中干，烦躁不得眠，欲得饮水者，少少与饮之，令胃气和则愈；若脉浮，小便不利，微热，消渴者，五苓散主之。（71）

（2）发汗已，脉浮数，烦渴者，五苓散主之。（72）

（3）伤寒，汗出而渴者，五苓散主之；不渴者，茯苓甘草汤主之。（73）

（4）中风，发热六七日不解而烦，有表里证，渴欲饮水，水入则吐者，名曰水逆，五苓散主之。（74）

（5）病在阳，应以汗解之；反以冷水潠之。若灌之，其热被劫不得去，弥更益烦，肉上粟起，意欲饮水，反不渴者，服文蛤散；若不瘥者，与五苓散；寒实结胸，无热证者，与三物小陷胸汤，白散亦可服。（141）

（6）本以下之，故心下痞；与泻心汤，痞不解。其人渴而口燥烦，小便不利者，五苓散主之。一方云，忍之一日乃愈。（156）

（7）太阳病，寸缓、关浮、尺弱，其人发热汗出，复恶寒，不呕，但心下痞者，此以医下之也。如其不下者，病人不恶寒而渴者，此转属阳明也。

小便数者，大便必硬，不更衣十日，无所苦也。渴欲饮水，少少与之，但以法救之。渴者，宜五苓散。（244）

（8）霍乱，头痛、发热、身疼痛、热多欲饮水者，五苓散主之；寒多不用水者，理中丸主之。（386）

（9）假令瘦人，脐下有悸，吐涎沫而癫眩，此水也，五苓散主之。（《金匮要略·痰饮咳嗽病脉证并治第十二》）

（10）脉浮，小便不利，微热消渴者，宜利小便、发汗，五苓散主之。（《金匮要略·消渴小便不利淋病脉证并治第十三》）

（11）渴欲饮水，水入则吐者，名曰水逆，五苓散主之。（《金匮要略·消渴小便不利淋病脉证并治第十三》）

【方证要点】发热汗出，口渴，眩晕，呕吐，水泻，大量饮水，小便少，皮疹多为水疱，渗出，眶周、阴囊双下肢水肿，舌体胖大润，脉浮。

【适用病症】

（1）白癜风　患者平素多汗，舌体胖大润，脉浮。投本方合方玉屏风散，酌加补骨脂、白芷等中药治疗；精神高度紧张者合四逆散或柴胡加龙骨牡蛎汤治疗。

（2）天疱疮　水疱液体清澈，基底不红，口腔糜烂，渗出不止，可投本方治疗。

（3）带状疱疹　水疱液体清澈，基底不红，舌体胖大润，脉浮者可投本方治疗，临床多合方瓜蒌红花甘草汤、小柴胡汤、真武汤等方剂治疗。

（4）丹毒　患者皮疹为暗红斑，肿胀，疼痛不显，舌体胖大润，脉浮，可投本方合四妙丸和五神汤治疗。

（5）湿疹　皮疹多为水疱，渗出，肿胀，患者伴有发热汗出、口渴，眩晕，呕吐，水泻，小便少等症，舌体胖大润，脉浮，可投本方合荆防败毒散治疗。

（6）接触性皮炎　皮疹多为水疱，渗出，眶周或阴囊或双下肢水肿，舌体胖大润，脉浮，可投本方加大剂量土茯苓 30~100g 治疗。

（7）荨麻疹　患者风团色淡不红，伴有发热汗出，口渴明显，眩晕，呕吐，水泻，小便少，眶周或阴囊水肿等症，舌体胖大润，脉浮，可投本方治疗。

（8）丘疹性荨麻疹 周身散在丘疱疹，瘙痒明显，舌体胖大而润，脉浮，可投本方合麻黄连翘赤小豆汤治疗。

（9）剥脱性唇炎 唇部反复脱皮干燥，甚至嘴唇皲裂，平素多汗口渴，或伴有眩晕，呕吐，舌体胖大润，脉浮，可投本方合平胃散治疗。

（10）脂溢性皮炎 面部淡黄色油腻性鳞屑，红斑，刺痒，口渴舌体胖大润，脉浮，可投本方合荆防败毒散治疗。

（11）银屑病 患者皮疹多为斑块，干燥银白色鳞屑，自觉瘙痒，舌胖大，有瘀点或瘀斑，脉浮，可投本方合桂枝茯苓丸，酌加菝葜、土茯苓等中药治疗。

（12）过敏性紫癜 患者面色萎黄，双下肢红肿，散在片状暗红色紫癜，足部弥漫性色素沉着斑，不痛不痒，舌体胖大，脉微浮，可投本方治疗。若见关节肿痛，口苦，纳差，可合柴胡桂枝汤治疗。

【注意事项】

（1）本方有纠正脱水的作用，但对于重度脱水及伴有严重电解质紊乱者，不能单纯依靠本方，需结合补液等其他纠正水电解质紊乱的措施。

（2）少数患者服用本方后，可以出现腹泻或便秘，可减量或停服。

（3）吐水者宜用散剂，无上消化道症状者可用汤剂。

（4）服用五苓散后宜饮热开水，取微汗为宜。

（5）平时忌食冰冷食物。

猪苓汤

（《伤寒论》《金匮要略》）

【药物组成】猪苓去皮　茯苓　泽泻　阿胶　滑石碎，各一两

【服用方法】上五味，以水四升，先煮四味，取二升，去滓；内阿胶烊消。温服七合，日三服。

【功　　用】利水渗湿，养阴清热。

【今用处方】猪苓 15g，茯苓 15g，泽泻 15g，阿胶 15g，滑石 15g。

【经典方证】

（1）若脉浮，发热，渴欲饮水，小便不利者，猪苓汤主之。（223）

（2）阳明病，汗出多而渴者，不可与猪苓汤。以汗多胃中燥，猪苓汤复利其小便故也。（224）

（3）少阴病，下利六七日，咳而呕渴，心烦不得眠者，猪苓汤主之。（319）

（4）夫诸病在脏欲攻之，当随其所得而攻之，如渴者与猪苓汤。余皆仿此。（《金匮要略·脏腑经络先后病脉证第一》）

（5）脉浮发热，渴欲饮水，小便不利者，猪苓汤主之。（《金匮要略·消渴小便利淋病脉证并治第十三》）

【方证要点】发热口渴，尿频、尿急、尿痛，或尿血，咳嗽，呕吐，心烦失眠，舌红少苔。

【适用病症】

（1）天疱疮 患者若见口渴，尿频，尿急，尿痛，尿血，咳嗽，呕吐，心烦失眠，舌红苔少，可投本方酌加车前子治疗。

（2）带状疱疹 患者若见口渴，尿频，尿急，尿痛，尿血，咳嗽，呕吐，心烦失眠，舌红苔少，可投本方酌加鱼腥草治疗。

（3）荨麻疹 患者若见小便不利，口渴，心烦失眠，舌红苔少，可投本方治疗。

（4）过敏性紫癜 患者若见口渴，尿血，咳嗽，呕吐，心烦失眠，舌红苔少，可投本方酌加仙鹤草、大黄炭、生地炭等中药治疗。

【注意事项】脾虚气弱，精滑及热病津伤者忌服，孕妇慎服。应用滑石宜中病即止，不宜久服。

附子汤类方

附子汤

（《伤寒论》）

【药物组成】附子二枚，炮，去皮，破八片　茯苓三两　人参二两　白术四两　芍药三两

【服用方法】上五味，以水八升。煮取三升，去滓，温服一升，日三服。

【功　　用】温经助阳，祛寒化湿。

【今用处方】制附子 15~30g，茯苓 15g，党参 15g，白术 15g，白芍 15~30g。

【经典方证】

（1）少阴病，得之一二日，口中和，其背恶寒者，当灸之，附子汤主之。（304）

（2）少阴病，身体痛，手足寒，骨节痛，脉沉者，附子汤主之。（305）

【方证要点】主治少阴病。寒湿内侵，背恶寒，身体骨节疼痛，口中和，手足寒，脉沉者。

【适用病症】

（1）白癜风　患者素来畏寒，背部尤甚，身体骨节疼痛，口中和，手足寒，脉沉者，可投本方合七宝美髯丹治疗。

（2）天疱疮、类天疱疮　患者素来畏寒，背部尤甚，身体骨节疼痛，疲倦，口中和，手足寒，舌体胖大淡嫩，苔薄白，脉沉者，可投本方合五苓散治疗。

（3）变应性皮肤血管炎、白色萎缩、过敏性紫癜、结节性红斑　患者素来畏寒，背部尤甚，身体骨节疼痛，口中和，手足寒，脉沉者，可投本方合桂枝茯苓丸、四味健步汤和玉屏风散，酌加毛冬青等中药治疗。

（4）痤疮　患者素来畏寒，背部尤甚，身体骨节疼痛，口中和，手足寒，脉沉者，可投本方，酌加白芷、连翘、薏苡仁等中药治疗。

（5）湿疹 患者素来畏寒，背部尤甚，身体骨节疼痛，口中和，手足寒，脉沉者，可投本方酌加白鲜皮、地骨皮、地肤子等中药治疗。

（6）荨麻疹 患者素来畏寒，背部尤甚，身体骨节疼痛，口中和，手足寒，脉沉者。可投酌加荆芥、防风、蝉蜕、路路通等中药治疗。

【注意事项】

（1）附子有毒，为减毒增效，一是久煎，超过15g时需要煎煮30分钟以上，30g时必须煎煮1小时以上；二是与干姜、甘草同煎。

（2）面色红润、口臭声粗、大便燥结、小便短赤、脉数滑有力、舌质红瘦、苔焦黄或黄腻者，慎用本方。

四逆汤

（《伤寒论》《金匮要略》）

【药物组成】甘草二两，炙　干姜一两半　附子一枚，生用，去皮，破八片

【服用方法】上三味，以水三升，煮取一升二合，去滓，分温再服。强人可大附子一枚，干姜三两。

【功　　用】回阳救逆。

【今用处方】炙甘草10g，干姜10~30g，制附子15~80g。

【经典方证】

（1）伤寒脉浮，自汗出，小便数，心烦，微恶寒，脚挛急，反与桂枝，欲攻其表，此误也。得之便厥、咽中干、烦躁吐逆者，作甘草干姜汤与之，以复其阳。若厥愈足温者，更作芍药甘草汤与之，其脚即伸；若胃气不和谵语者，少与调胃承气汤；若重发汗，复加烧针者，四逆汤主之。（29）

（2）伤寒，医下之，续得下利清谷不止，身疼痛者，急当救里；后身疼痛，清便自调者，急当救表，救里宜四逆汤，救表宜桂枝汤。（91）

（3）病发热头痛，脉反沉，若不瘥，身体疼痛，当救其里，四逆汤方。（92）

（4）脉浮而迟，表热里寒，下利清谷者，四逆汤主之。（225）

（5）自利不渴者，属太阴，以其脏有寒故也，当温之。宜服四逆辈。（277）

（6）少阴病，脉沉者，急温之，宜四逆汤。（323）

（7）少阴病，饮食入口则吐；心中温温欲吐，复不能吐。始得之，手足寒，脉弦迟者，此胸中实，不可下也，当吐之；若膈上有寒饮，干呕者，不可吐也，当温之，宜四逆汤。（324）

（8）大汗出，热不去，内拘急，四肢疼，又下利厥逆而恶寒者，四逆汤主之。（353）

（9）大汗，若大下利而厥冷者，四逆汤主之。（354）

（10）下利腹胀满，身体疼痛者，先温其里，乃攻其表；温里宜四逆汤，攻表宜桂枝汤。（372）

（11）呕而脉弱，小便复利，身有微热，见厥者，难治，四逆汤主之。（377）

（12）吐利汗出，发热恶寒，四肢拘急，手足厥冷者，四逆汤主之。（388）

（13）既吐且利，小便复利而大汗出，下利清谷，内寒外热，脉微欲绝者，四逆汤主之。（389）

（14）呕而脉弱，小便复利，身有微热，见厥者，难治，四逆汤主之。（《金匮要略·呕吐哕下利病脉证治第十七》）

（15）下利腹胀满，身体疼痛者，先温其里，乃攻其表。温里宜四逆汤，攻表宜桂枝汤。（《金匮要略·呕吐哕下利病脉证治第十七》）

【方证要点】主治少阴病。阳虚欲脱，冷汗自出，四肢厥逆，恶寒踡卧，呕吐不渴，腹痛，下利清谷，神衰欲寐，以及太阳病误汗亡阳，舌苔白滑，脉沉迟微细。

【适用病症】

（1）白癜风 患者平素畏寒肢冷，疲倦乏力，口淡不渴，夜尿频，舌胖大，均可以此方为基本方治疗白癜风，合真武汤、当归四逆汤、阳和汤、四物汤，酌加补骨脂、苏叶治疗有较好疗效。

（2）带状疱疹、带状疱疹后遗经痛 患者平素畏寒肢冷，疲倦乏力，口淡不渴，夜尿频，舌胖大，均可以此方为基本方治疗，常合瓜蒌红花甘草汤、桂枝茯苓丸、理中丸、血府逐瘀汤、五苓散、补阳还五汤等方剂治疗。

（3）痤疮 患者平素畏寒肢冷，疲倦乏力，口淡不渴，夜尿频，舌胖大，疲倦，可以本方为基础方合葛根芩连汤、桂枝茯苓丸、升降散、柴胡桂枝干姜汤、小柴胡汤、当归芍药散等方剂治疗。

（4）激素依赖性皮炎 患者平素畏寒肢冷，好发口腔溃疡，疲倦乏力，口淡不渴，夜尿频，舌胖大，疲倦，面部干燥，反复起弥漫性红斑，脱屑，自觉灼热瘙痒，舌胖大，投本方合引火汤治疗。

（5）干燥综合征 患者平素畏寒肢冷，眼干，口干，大便干，疲倦乏力，口淡不渴，尿频，舌胖大，投本方合潜阳封髓丹治疗。

（6）过敏性紫癜、变应性皮肤血管炎、白色萎缩 双下肢畏寒，皮疹色暗红，可投本方，根据病情选用合方当归四逆汤、阳和汤、桂枝茯苓丸、泻心汤、四妙勇安汤治疗。

【注意事项】参考附子汤。

真武汤

（《伤寒论》）

【药物组成】茯苓三两　芍药三两　白术二两　生姜三两，切　附子一枚，炮，去皮，破八片

【服用方法】上五味，以水八升，煮取三升，去滓。温服七合，日三服。若咳者，加五味子半升，细辛一两，干姜一两；若小便利者，去茯苓；若下利者，去芍药，加干姜二两；若呕者，去附子，加生姜，足前为半斤。

【功　　用】温阳利水。

【今用处方】茯苓 15g，白芍（或赤芍）15g，白术 15g，生姜 15g，制附子 15~80g。

【经典方证】

（1）太阳病发汗，汗出不解，其人仍发热，心下悸，头眩，身瞤动，振振欲擗（一作僻）地者，真武汤主之。（82）

（2）少阴病，二三日不已，至四五日，腹痛，小便不利，四肢沉重疼痛，自下利者，此为有水气。其人或咳，或小便利，或下利，或呕者，真武汤主之。（316）

【方证要点】主治阳虚水泛证。畏寒肢厥，小便不利，心下悸动不宁，头目眩晕，身体筋肉瞤动，站立不稳，四肢沉重疼痛，浮肿，腰以下为甚；或腹痛，泄泻；或咳喘呕逆。舌质淡胖，边有齿痕，舌苔白滑，脉沉细。

【适用病症】

（1）白癜风 凡平素畏寒肢冷，身体沉重，疲倦欲寐，夜尿频，大便稀烂，舌胖大，有齿痕，苔白，脉沉，均可投此方合七宝美髯丹治疗。

（2）天疱疮 水疱基底微红或不红，色清淡，平素畏寒肢冷，身体沉重，疲倦欲寐，夜尿频，大便稀烂，舌胖大，有齿痕，苔白，脉沉，投此方合五苓散疗效非常满意。

（3）带状疱疹 真武汤治疗带状疱疹和带状疱疹后遗神经痛疗效非常好，且临床应用非常多。凡患者病灶处剧烈疼痛，畏寒肢冷，身体沉重，口淡，不欲饮水，极度疲劳，夜尿频，大便溏，舌胖大，有齿痕，苔白，脉沉者合用五苓散的机会非常多。疼痛剧烈难忍者，制附子的剂量可以先从30g用起，根据疼痛程度逐渐增加，一般30~60g剂量绝大多数患者均有明显止痛作用，效果不佳者加至80g，或更大。用制附子前提需要生姜或干姜配伍，体质必须是阳虚体质，而且需要先煎30分钟或1小时左右。如果辨证错误，很可能导致附子中毒，切记！

（4）白色萎缩、变应性皮肤血管炎、过敏性紫癜、结节性红斑 凡患者皮疹色暗不鲜艳，平素畏寒肢冷，身体沉重，疲倦欲寐，夜尿频，大便稀烂，舌胖大，有齿痕，苔白，脉沉，均可以此方为基础方合方治疗。真武汤治疗血管炎疗效不错，值得临床进一步研究。

（5）银屑病 银屑病处于静止期，皮疹肥厚，以斑块为主，斑块上披覆干燥性银白色鳞屑，平素畏寒，容易疲倦，肢体沉重，舌胖大齿痕明显，脉沉细，真武汤酌加乌梅、乌梢蛇、莪术治疗。

（6）荨麻疹 凡畏寒肢冷，身体沉重，疲倦欲寐，夜尿频，腹泻便溏，刺激性咳嗽，脐上部位悸动明显，舌胖大，有齿痕，苔白，脉沉，投真武汤合五苓散、玉屏风酌加荆芥、路路通、乌梅治疗，合用阳和汤的机会也非常多。真武汤治疗虚寒体质的慢性荨麻疹疗效非常好，值得深入研究。

（7）慢性湿疹 皮疹为暗红斑、暗红色丘疹或斑块，伴有干燥性脱屑，血痂，抓痕，瘙痒明显，疲劳，乏力，怕冷，口干苦，咽干。舌淡胖，苔白润，脉沉细。真武汤、附子理中丸合玉屏风散，酌加蜈蚣全蝎治疗。

（8）皮肤瘙痒 老年患者应用居多，夜间痒甚，周身皮肤干燥，双下肢肌肤甲错，披覆糠皮状白色鳞屑，平素畏寒肢冷，疲倦嗜睡，舌暗红胖大，苔白润，脉沉，真武汤合当归饮子治疗疗效很好。

（9）慢性丹毒 皮疹暗红不鲜，轻度疼痛，或病情反复发作，伴畏寒肢冷，身体沉重，疲倦欲寐，夜尿频，大便稀烂，舌胖大，有齿痕，苔白，脉沉，投此方合桂枝茯苓丸疗效满意。

【注意事项】

（1）皮肤暗黑、黄肿，或满面红光者慎用。

（2）附子量如达到10g以上时，应先煮30分钟；如达到30g以上时，必须先煎60分钟以上。

大黄附子汤

（《金匮要略》）

【药物组成】大黄三两 附子三枚，炮 细辛二两

【服用方法】上三味，以水五升，煮取二升，分温三服 若强人煮取二升半，分温三服，服后如人行四五里，进一服。

【功　　用】温里散寒，通便止痛。

【今用处方】大黄（或熟大黄）10g，制附子30~80g，细辛10g。

【经典方证】

胁下偏痛，发热，其脉紧弦，此寒也，以温药下之，宜大黄附子汤。（《金匮要略·腹满寒疝宿食病脉证治第十》）

【方证要点】主治寒积里实证。腹痛便秘，胁下偏痛，发热，手足厥冷，舌苔白腻，脉弦紧。

【适用病症】

（1）白癜风 患者精神疲倦，腹痛便秘，胁下偏痛，畏寒，手足厥冷，舌苔白腻，脉弦紧，可投本方合当归四逆汤，酌加补骨脂治疗。

（2）痤疮 患者精神疲倦，面部散在或密集丘疹，脓疱，腹痛便秘，畏寒，手足厥冷，舌苔白腻，脉弦紧，可投本方合排脓散，酌加白芷、薏苡仁、连翘、白术等中药治疗。

（3）带状疱疹后遗神经痛 患者患处剧痛难忍，精神疲倦，腹痛便秘，畏寒，手足厥冷，舌苔白腻，脉弦紧，可投本方合失笑散和当归四逆汤治疗。

（4）变应性皮肤血管炎、白色萎缩 患者精神疲倦，腹痛便秘，畏寒，

手足厥冷，舌苔白腻，脉弦紧，可投本方合当归四逆汤，酌加毛冬青、乌梢蛇、黄芪、仙鹤草等中药治疗。

（5）慢性荨麻疹 患者精神疲倦，腹痛便秘，胁下偏痛，畏寒，手足厥冷，舌苔白腻，脉弦紧，可投本方合当归四逆汤、过敏煎，酌加荆芥、防风、路路通等中药治疗。

（6）湿疹 患者精神疲倦，腹痛便秘，胁下偏痛，畏寒，手足厥冷，舌苔白腻，脉弦紧，可投本方合荆防败毒散治疗。

（7）皮肤淀粉样变 患者精神疲倦，腹痛便秘，胁下偏痛，畏寒，手足厥冷，舌苔白腻，脉弦紧，可投本方合真武汤，酌加全蝎、蜈蚣、白鲜皮等中药治疗。

（8）神经性皮炎 患者精神疲倦，腹痛便秘，胁下偏痛，畏寒，手足厥冷，舌苔白腻，脉弦紧，可投本方合四逆散，酌加白鲜皮、地骨皮、荆芥、防风等中药治疗。

【注意事项】参考附子汤、当归四逆汤。

乌头汤

（《金匮要略》）

【药物组成】麻黄　芍药　黄芪各三两　甘草三两，炙　川乌五枚，㕮咀，以蜜二升，煎取一升，即出乌头

【服用方法】上五味，㕮咀四味，以水三升，煮取一升，去滓，内蜜煎中，更煎之，服七合。不知，尽服之。

【功　　用】温经散寒，除湿止痛。

【今用处方】麻黄 5~10g，白芍 15g，黄芪 30g，炙甘草 10g，川乌 10~15g，蜂蜜 15~60g。

【经典方证】

（1）病历节不可屈伸，疼痛，乌头汤主之。（《金匮要略·中风历节病脉证并治第五》）

（2）乌头汤方　治脚气疼痛，不可屈伸。（《金匮要略·中风历节病脉证并治第五》）

【方证要点】主治寒湿历节之证。四肢厥冷，关节剧痛，不得屈伸。

【适用病症】

（1）带状疱疹后遗神经痛、银屑病关节炎 周身散在红斑、斑块、鳞屑，诸关节疼痛，夜间尤甚，手指关节肿胀变形。患者面色萎黄虚胖，平素畏寒出汗少，寐差疲倦，舌淡，苔白，脉沉，可投本方合桂枝茯苓丸。

（2）硬皮病 患者手指末端溃烂，手指关节强直僵硬，屈伸不利，疼痛明显，患者面色萎黄虚胖，平素畏寒出汗少，寐差疲倦，舌淡，苔白，脉沉，可投本方合独活寄生汤，或当归四逆汤，或当归饮子，或黄芪桂枝五物汤。

【注意事项】

（1）乌头有毒，如服乌头汤后，唇舌肢体麻木，甚至昏眩吐泻，此时应加注意。若脉搏、呼吸、神志等方面无大的变化，则为“瞑眩”反应，是有效之征。如服后见到呼吸、心跳加快，脉搏有间歇现象，甚至神志昏迷的，则为中毒反应，急当抢救。

（2）应用本方，常加用生姜或干姜，以佐制乌头毒性。乌头建议先煎1小时以上。

（3）长期应用剂量酌减，每月检查肝肾功能。

（4）热性体质忌用。

肾气丸

（《金匮要略》）

【药物组成】干地黄八两 山茱萸 薯蓣各四两 泽泻 茯苓 牡丹皮各三两 桂枝 附子炮，各一两

【服用方法】上八味，末之，炼蜜和丸，梧子大，酒下十五丸。日再服。

【功　　用】补肾助阳，化生肾气。

【今用处方】熟地黄30g，山茱萸15g，山药30g，泽泻15g，茯苓15g，牡丹皮15g，肉桂10g，制附子10g。

【经典方证】

（1）崔氏八味丸 治脚气上入，少腹不仁。（《金匮要略·中风历节病脉证并治第五》）

（2）虚劳腰痛，少腹拘急，小便不利者，八味肾气丸主之。（《金匮要略·血痹虚劳病脉证并治第六》）

（3）夫短气有微饮，当从小便去之，苓桂术甘汤主之。肾气丸亦主之。（《金匮要略·痰饮咳嗽病脉证并治第十二》）

（4）男子消渴，小便反多，以饮一斗，小便一斗，肾气丸主之。（《金匮要略·消渴小便不利淋病脉证并治第十三》）

（5）问曰：妇人病饮食如故，烦热不得卧，而反倚息者，何也？师曰：此名转胞，不得溺也，以胞系了戾，故致此病。但利小便则愈，宜肾气丸主之。（《金匮要略·妇人杂病脉证并治第二十二》）

【方证要点】主治肾阳不足证。腰痛脚软，身半以下常有冷感，少腹拘急，小便不利，或小便反多，入夜尤甚，阳痿早泄，舌淡而胖，脉虚弱，尺部沉细或沉弱而迟，以及痰饮，水肿，消渴，脚气，转胞等。

【适用病症】

（1）白癜风 白癜风患者凡腰冷，夜尿多，疲倦乏力，性冷淡，舌淡而胖，均可投此方酌加补骨脂、菟丝子、淫羊藿、仙茅、苏叶治疗。

（2）带状疱疹后遗神经痛 凡腰冷，夜尿多，疲倦乏力，性冷淡，舌淡而胖，投本方重用制附子30~100g。

（3）银屑病 凡腰冷，夜尿多，疲倦乏力，性冷淡，舌淡而胖，投本方酌加土茯苓、乌梅、蒺藜、补骨脂治疗。

（4）慢性荨麻疹 风团一般为淡红色，遇冷加重，腰冷，膝关节疼痛，夜尿多，疲倦乏力，性冷淡，舌淡而胖，投本方酌加蛇床子、路路通、干姜、乌梅、荆芥、防风、补骨脂等中药治疗。

（5）湿疹 皮疹多为暗红斑，干燥性鳞屑，凡腰冷，夜尿多，疲倦乏力，性冷淡，舌淡而胖，均可投此方酌加白鲜皮、白术、地骨皮治疗。

（6）瘙痒症 多为老年性皮肤瘙痒症，入睡时瘙痒明显，伴腰冷，夜尿多，疲倦乏力，性冷淡，舌淡而胖，投本方酌加刺蒺藜、制首乌、补骨脂。

（7）慢性丹毒 皮疹为暗红斑，轻度肿胀，轻度压痛，平素畏寒，夜尿多，疲倦乏力，性冷淡，舌淡而胖，投本方合桂枝茯苓丸。

【注意事项】参考四逆汤。

抵当汤类方

抵当汤

（《伤寒论》《金匮要略》）

【药物组成】水蛭熬　虻虫去翅足，熬，各三十个　桃仁二十个，去皮尖　大黄三两，酒洗

【服用方法】上四味，以水五升，煮取三升，去滓，温服一升，不下更服。

【功　　用】破瘀下血。

【今用处方】水蛭10g，虻虫10g，桃仁12g，大黄15~50g。

【经典方证】

（1）太阳病六七日，表证仍在，脉微而沉，反不结胸，其人发狂者，以热在下焦，少腹当硬满，小便自利者，下血乃愈，所以然者，以太阳随经，瘀热在里故也，抵当汤主之。（124）

（2）太阳病，身黄，脉沉结，少腹硬，小便不利者，为无血也，小便自利，其人如狂者，血证谛也，抵当汤主之。（125）

（3）阳明证，其人喜忘者，必有蓄血。所以然者，本有久瘀血，故令喜忘；屎虽硬，大便反易，其色必黑者，宜抵当汤下之。（237）

（4）病人无表里证，发热七八日，虽脉浮数者，可下之。假令已下，脉数不解，合热则消谷喜饥，至六七日，不大便者，有瘀血，宜抵当汤。（257）

（5）妇人经水不利下，抵当汤主之。（亦治男子膀胱满急，有瘀血者。）（《金匮要略·妇人杂病脉证并治第二十二》）

【方证要点】下焦蓄血所致的发狂或如狂，少腹硬满，小便自利，喜忘，大便色黑易解，脉沉结，及妇女经闭，少腹硬满拒按者，舌质瘀紫，舌底脉络迂曲，脉涩。

【适用病症】

（1）聚合性痤疮、囊肿性痤疮、毛囊闭锁性三联征 患者头面部、躯干部、臀部反复起脓肿，囊肿，久治不愈，部分皮疹愈后遗留疤痕、疼痛，心烦不安，少腹硬满疼痛，可投本方合托里消毒散化裁治疗。

（2）血管炎、胃肠型过敏性紫癜、血小板减少性紫癜、系统性红斑狼疮等 若见患者极度狂躁不安，少腹硬满疼痛，可投本方治疗。

（3）银屑病 患者病情久治不愈，周身泛发斑块，皮肤干燥，瘙痒难忍，情绪烦躁不安，少腹硬满疼痛，可投本方合桂枝茯苓丸，酌加蒺藜、土茯苓、白术等中药治疗。

（4）慢性湿疹 患者病情久治不愈，周身泛发斑块，皮肤干燥，瘙痒难忍，心烦不安，少腹硬满疼痛，可投本方酌加白鲜皮、地骨皮、地肤子、白术等中药治疗。

【注意事项】

（1）原方“先食，温服”，使药力下行。服后“当微利”，使蓄血除，瘀血清，邪有出路。表证未解者，当先解表，而后用本方。

（2）孕妇禁用。

（3）对虫类药物过敏者慎用。

（4）凝血功能障碍的出血性疾病慎用。

桂枝茯苓丸

（《金匮要略》）

【药物组成】桂枝　茯苓　牡丹去心　桃仁去皮尖，熬　芍药各等份

【服用方法】上五味，末之，炼蜜为丸，如兔屎大，每日食前服一丸，不知，加至三丸。

【功　　用】活血化瘀，缓消癥块。

【今用处方】桂枝 15g，茯苓 15g，牡丹皮 15g，桃仁 15g，赤芍 15g。

【经典方证】

妇人宿有癥病，经断未及三月，而得漏下不止，胎动在脐上者，为癥痼害。妊娠六月动者，前三月经水利时，胎也。下血者，后断三月，衃也。

所以血不止者，其癥不去故也，当下其癥，桂枝茯苓丸主之。(《金匮要略·妇人妊娠病脉证并治第二十》)

【方证要点】

（1）治妇人宿有癥病，经断未及三月，而得漏下不止，胎动在脐上；月经困难；经停腹胀痛；难产；胎死腹中；胞衣不下；产后恶露不尽而腹痛拒按者。

（2）久有瘀血而非急迫者，皮肤呈瘀血性、腹内或有肿块、少腹痛、按压痛有定处，或下血色暗；妇女月经色暗、夹血块；舌质暗、有瘀点或瘀斑、脉涩；体质偏强壮，形体不虚。

（3）瘀血证主要出现于下焦，以及由下焦瘀血上冲出现的如眩晕、头痛、肩胛痛、动悸、耳鸣等各种症状，此多见于中年妇女。

【适用病症】

（1）白癜风　女性白癜风患者体质不虚，若见腹部有肿块，月经色暗夹有血块，瘀舌，脉涩，可投本方酌加柴胡、生牡蛎、补骨脂、莪术、苏叶之品。

（2）痤疮　女性患者体质不虚，素有痛经，月经夹有血块，舌质瘀，脉涩；男性患者素有小便不畅，下腹或会阴隐痛，可投本方酌加柴胡、生牡蛎、白芷、薏苡仁、丹参之品治疗。

（3）带状疱疹后遗神经痛　患者体质不虚，病灶处疼痛难忍，失眠，烦躁不安，瘀舌，脉涩，可投本方合四逆散酌加全蝎、蜈蚣之品治疗。

（4）掌跖脓疱病　患者体质壮实，患者双下肢肌肤甲错，心悸，小便不畅，瘀舌，脉弦涩。女性患者月经色暗有血块，腹部疼痛拒按。手足红肿，密集脓疱夹杂大量鳞屑，反复发作，自觉灼热瘙痒，可投本方酌加蒺蔾、薏苡仁、大黄、连翘、土茯苓等中药治疗。

（5）慢性荨麻疹　患者双下肢肌肤甲错，小便不畅，瘀舌，脉弦涩。女性患者月经色暗有血块，或腹部有肿块，拒按，投本方酌加荆芥、防风、柴胡、生牡蛎、路路通之品。

（6）扁平苔藓、湿疹、神经性皮炎、银屑病　患者瘙痒甚，皮疹暗红，周身皮肤干燥，舌紫暗，脉弦涩，可投本方化裁治疗。

（7）血管炎　包括变应性皮肤血管炎、过敏性紫癜、结节性红斑、荨麻疹血管炎、色素性紫癜性皮炎等，若见患者双下肢肌肤甲错，皮疹紫暗，舌瘀，脉弦涩，女性患者月经色暗有血块，或腹部有肿块，拒按，均可以本方为基础方化裁治疗。根据病情常可选用四妙勇安汤、导赤散、泻心汤、四妙丸、四味健步汤、乌蛇荣皮汤、桃核承气汤等方剂。

【注意事项】

（1）凝血功能障碍者慎用。

（2）部分患者药后可出现腹泻。

（3）孕妇慎用或忌服。

桃核承气汤

（《伤寒论》）

【药物组成】桃仁五十个，去皮尖　大黄四两　桂枝二两，去皮　甘草二两，炙　芒硝二两

【服用方法】上五味，以水七升，煮取二升半，去滓，内芒硝，更上火微沸，下火。先食温服五合，日三服，当微利。

【功　　用】逐瘀泻热。

【今用处方】桃仁 12g，大黄 12g，桂枝 15g，炙甘草 10g，芒硝 10~20g。

【经典方证】

太阳病不解，热结膀胱，其人如狂，血自下，下者愈。其外不解者，尚未可攻，当先解其外；外解已，但少腹急结者，乃可攻之，宜桃核承气汤。（106）

【方证要点】主治下焦蓄血证。少腹急结，小便自利，神志如狂，甚则烦躁谵语，至夜发热；以及血瘀经闭，痛经，脉沉实而涩者。

【适用病症】

（1）聚合性痤疮、囊肿性痤疮、毛囊闭锁性三联征、项部疤痕疙瘩性毛囊炎　患者体质壮实，腹部疼痛拒按，烦躁不安，妇女血瘀经闭，痛经，脉沉实而涩者，可与此方治疗，后期可用桂枝茯苓丸善后。

（2）带状疱疹、带状疱疹后遗神经痛　患者形体壮实，身高气粗，突发疱疹，皮疹处剧烈疼痛，面色暗红，烦躁不安，口干口苦口渴，大便干结数

日不行，小便黄，舌质紫暗，瘀点或瘀斑，脉沉涩或沉实有力，可与本方治疗，后期可用桂枝茯苓丸善后。

（3）湿疹 患者形体壮实，肤色较暗，皮肤干燥，周身泛发红斑、丘疹，瘙痒剧烈，烦躁不宁，大便秘结，腹痛拒按。妇女月经色暗，痛经，舌瘀，苔黄，脉弦数，可投本方合方大柴胡汤酌加白鲜皮、地肤子、地骨皮等清热利湿止痒之品治疗。

（4）荨麻疹 急性发作，患者形体壮实，肤色较暗，风团暗红色，剧烈瘙痒，烦躁不安，便秘，腹痛拒按。妇女月经色暗，痛经，有血块，舌暗红，苔黄，脉弦数，可投本方合方大柴胡汤酌加白鲜皮、荆芥、防风、路路通、地肤子、蝉蜕等清热利湿，疏风止痒之品化裁治疗。

（5）过敏性紫癜 胃肠型过敏性紫癜应用此方的机会较多。患者形体壮实，紫癜暗红，腹痛剧烈，烦躁不安，大便干燥，时有便血，腹痛拒按。妇女月经色暗，痛经，有血块，舌暗红，苔黄，脉弦数，投本方疗效非常满意，能让凶险之症迅速转危为安。

（6）结节性红斑、白色萎缩、变应性皮肤血管炎 患者体质壮实，腹部疼痛拒按，烦躁不安，妇女血瘀经闭、痛经，舌质紫暗，瘀点或瘀斑，脉沉涩，可投本方合桂枝茯苓丸治疗。

（7）斑秃 患者体质壮实，腹部疼痛拒按，烦躁不安，妇女血瘀经闭、痛经，舌质紫暗，瘀点或瘀斑，脉沉涩，可投本方酌加菟丝子、制首乌等中药治疗。

【注意事项】体质虚弱者慎用。

大黄䗪虫丸

（《金匮要略》）

【药物组成】大黄十分，蒸　黄芩二两　甘草三两　桃仁一升　杏仁一升　芍药四两　干地黄十两　干漆一两　虻虫一升　水蛭百枚　蛴螬一升　䗪虫半升

【服用方法】上十二味，末之，炼蜜和丸小豆大，酒饮服五丸，日三服。

【功　　用】活血消癥，祛瘀生新。

【今用处方】大黄 5~10g，黄芩 6~12g，炙甘草 10g，桃仁 8~12g，杏仁 8~

12g，赤芍 10~30g，地黄 30g，干漆 3~10g，虻虫 6~10g，水蛭 6~10g，蛴螬 6~10g，䗪虫 6~10g。

【经典方证】

五劳虚极羸瘦，腹满不能饮食，食伤、忧伤、饮伤、房室伤、饥伤、劳伤、经络营卫气伤，内有干血，肌肤甲错，两目黯黑。缓中补虚，大黄䗪虫丸主之。（《金匮要略·血痹虚劳病脉证并治第六》）

【方证要点】形体消瘦，面色晦暗，肌肤甲错，两目暗黑，小腹疼痛有硬块或腹胀痞满，舌质紫暗，脉细涩或细数。

【适用病症】

（1）黄褐斑、眶周黑变病　患者形体消瘦，两目暗黑，面色弥漫性色素沉着，肌肤甲错，小腹疼痛有硬块或腹胀痞满，舌质紫暗，脉细涩或细数，可投本方治疗。

（2）聚合性痤疮、囊肿性痤疮　若见形体消瘦，面色晦暗，丘疹色暗红，脓水瘀紫，面部密集疤痕，两目暗黑，小腹疼痛有硬块或腹胀痞满，舌质紫暗，脉细涩或细数，均可应用此方酌加白芷、柴胡、生牡蛎、白术、浙贝母等中药治疗。

（3）原发性皮肤淀粉样变　患者形体消瘦，两目暗黑，面色弥漫性色素沉着，肌肤甲错，小腹疼痛有硬块或腹胀痞满，舌质紫暗，脉细涩或细数，可投本方合桂枝茯苓丸治疗。

（4）鱼鳞病　患者形体消瘦，两目暗黑，面色弥漫性色素沉着，肌肤甲错，小腹疼痛有硬块或腹胀痞满，舌质紫暗，脉细涩或细数，可投本方合当归饮子治疗。

（5）银屑病　患者形体消瘦，两目暗黑，面色弥漫性色素沉着，肌肤甲错，小腹疼痛有硬块或腹胀痞满，舌质紫暗，脉细涩或细数，可投本方酌加土茯苓、补骨脂、菝葜、白术等中药治疗。

（6）瘙痒症　患者若见形体消瘦，面色晦暗，肌肤甲错，两目暗黑，小腹疼痛有硬块或腹胀痞满，舌质紫暗，脉细涩或细数，可投本方合当归饮子治疗。

【注意事项】

（1）孕妇慎用，经期停服。

（2）对虫类药物过敏或有出血倾向者慎用。

（3）同时服用华法林片、阿司匹林等抗凝剂者宜斟酌本方服用量。

（4）峻剂缓攻，需较长时间，用酒送服更佳。

（5）一旦发生过敏反应，立即停用，建议皮肤科就诊。

甘草汤类方

甘草汤

（《伤寒论》）

【药物组成】甘草二两

【服用方法】上一味，以水三升，煮取一升半，去滓，温服七合，日二服。

【功　　用】清热解毒。

【今用处方】甘草 15~30g。

【经典方证】

少阴病二三日，咽痛者，可与甘草汤；不瘥，与桔梗汤。（311）

【方证要点】咽痛，兼治舌肿。

【适用病症】

甘草性平，味甘，归十二经。有补脾益气，润肺止咳，缓急解毒，调和百药之功。临床应用分“生用”与“蜜炙”之别。生用主治咽喉肿痛，痈疽疮疡，胃肠道溃疡以及解药毒、食物中毒等；蜜炙主治脾胃功能减退，大便溏薄，乏力发热以及咳嗽、心悸等。《神农本草经》将其列为上品。南朝医学家陶弘景将甘草尊为“国老”，并言：“此草最为众药之王，经方少有不用者。”“国老”即帝师之称。把甘草推崇为药之“帝师”，其原因正如李时珍在《本草纲目》中所释：“诸药中甘草为君，治七十二种乳石毒，解一千二百草木毒，调和众药有功，故有‘国老’之号。”

皮肤科一般用于急性瘙痒，疼痛性皮肤病，如湿疹、口腔溃疡、血管炎、隐翅虫皮炎、生殖器疱疹、带状疱疹和带状疱疹后遗神经痛等皮肤病，即可内服，又可外用，取其缓急解毒之功。

【注意事项】有高血压病史者慎用大剂量甘草。

桔梗汤

（《伤寒论》《金匮要略》）

【药物组成】桔梗一两　甘草二两

【服用方法】上二味，以水三升，煮取一升，去滓，温分再服。

【功　　用】宣肺止咳，祛痰排脓。

【今用处方】桔梗 15g，甘草 30g。

【经典方证】

（1）少阴病二三日，咽痛者，可与甘草汤；不瘥，与桔梗汤。（311）

（2）咳而胸满，振寒，脉数，咽干不渴，时出浊唾腥臭，久久吐脓如米粥者，为肺痈，桔梗汤主之。（《金匮要略·肺痿肺痈咳嗽上气病脉证治第七》）

【方证要点】**咽喉疼痛，咳吐黄痰，胸胁剧痛，咳吐脓血，舌质红，苔黄，脉数。**

【适用病症】

带状疱疹　多用于胸背部带状疱疹，常合方瓜蒌、红花甘草汤。

【注意事项】无咽痛咽干者慎用。

芍药甘草汤

（《伤寒论》）

【药物组成】白芍药　甘草炙，各四两

【服用方法】上二味，以水三升，煮取一升五合，去滓，分温再服。

【功　　用】调和肝脾，缓急止痛。

【今用处方】白芍 30~80g，炙甘草 15~30g。

【经典方证】

（1）伤寒脉浮，自汗出，小便数，心烦，微恶寒，脚挛急，反与桂枝，欲攻其表，此误也。得之便厥，咽中干，烦躁吐逆者，作甘草干姜汤与之，以复其阳。若厥愈足温者，更作芍药甘草汤与之，其脚即伸；若胃气不和谵语者，少与调胃承气汤；若重发汗，复加烧针者，四逆汤主之。（29）

（2）问曰：证象阳旦，按法治之而增剧，厥逆，咽中干，两胫拘急而谵语。师曰：言夜半手足当温，两脚当伸。后如师言，何以知此？答曰：寸口脉浮而大；浮为风，大为虚，风则生微热，虚则两胫挛。病形象桂枝，因加附子参其间，增桂令汗出，附子温经，亡阳故也。厥逆，咽中干，烦躁，阳明内结，谵语烦乱，更饮甘草干姜汤，夜半阳气还，两足当热，胫尚微拘急，重与芍药甘草汤，尔乃胫伸。以承气汤微溏，则止其谵语，故知病可愈。（30）

【方证要点】肌肉痉挛，腹痛，腿痛，便秘者。

【适用病症】

（1）带状疱疹后遗神经痛　患者若见剧痛难忍，彻夜难眠，便秘或大便正常，可投本方合真武汤、瓜蒌红花甘草汤、小柴胡汤、大柴胡汤、桂枝茯苓丸、血府逐瘀汤等方治疗。

（2）汗疱疹　患者若见精神紧张，手足部多汗湿冷，密集深在性、群集性、对称性水疱、自觉灼热、瘙痒，可投本方合方四逆散治疗。

（3）瘙痒症　双下肢瘙痒，肌肉痉挛，腹痛，腿痛，便秘者，可投本方合当归饮子治疗。

【注意事项】肌肉松软者，大便不成形而无腹痛者慎用。

芍药甘草附子汤

（《伤寒论》）

【药物组成】芍药　甘草炙，各三两　附子一枚，炮，去皮，破八片

【服用方法】上三味，以水五升，煮取一升五合，去滓，分温三服。

【功　　用】体虚外感，发汗后病不解，反增恶寒者。

【今用处方】白芍药 9g，炙甘草 9g，制附子 3g。

【经典方证】

发汗，病不解，反恶寒者，虚故也，芍药甘草附子汤主之。（68）

【方证要点】畏寒多汗，腹痛，脚挛急，脉微细。

【适用病症】

带状疱疹、带状疱疹后遗神经痛　患者平素畏寒多汗，伴关节疼痛，腹痛，腰痛，腓肠肌痉挛可投本方或合附子汤、真武汤治疗。

【注意事项】参考真武汤和芍药甘草汤，长期服用需定期检查肝肾功能。

半夏散及汤

（《伤寒论》）

【药物组成】半夏洗　桂枝去皮　甘草炙

【服用方法】上三味，等分，各别捣筛已，合治之。白饮和服方寸匕，日三服。若不能散服者，以水一升，煎七沸，内散两方寸匕，更煮三沸，下火令小冷，少少咽之。半夏有毒，不当散服。

【功　　用】祛风散寒、化痰利咽。

【今用处方】桂枝 15g，炙甘草 15g，制半夏 15g。

【经典方证】

少阴病，咽中痛，半夏散及汤主之。（313）

【方证要点】咽痛，喑哑，舌质淡嫩，苔薄湿润。

【适用病症】

（1）荨麻疹　患者素有慢性咽炎，临床若见咽痛，喑哑，或声音嘶哑，舌质淡嫩，苔腻，可投本方合小柴胡汤和过敏煎治疗。

（2）痤疮　患者素有慢性咽炎，临床若见咽痛，喑哑，口苦，或声音嘶哑，舌质淡嫩，苔腻，可投本方合小柴胡汤酌加浙贝母、生牡蛎、薏苡仁、白术、连翘等中药治疗。

（3）银屑病　患者素有慢性咽炎，临床若见咽痛，喑哑，或声音嘶哑，舌质淡嫩，苔腻，可投本方合小柴胡汤酌加菝葜、乌梅、土茯苓治疗。

【注意事项】服药期间，不宜食辛辣、鱼腥、浓茶等，以免影响疗效。长期服用需定期检查肝肾功能。

排脓散

（《金匮要略》）

【药物组成】枳实十六枚　芍药六分　桔梗二分

【服用方法】上三味，杵为散，取鸡子黄一枚，以药散与鸡黄相等，揉和令相得饮，和服之，日一服。

【功　　用】行气排脓。

【今用处方】枳实 15g，芍药 12g，桔梗 10g，鸡子黄 1 枚。

【方证要点】疮痈，肠痈。疮家胸腹拘满，若吐黏痰，或便脓血者。

【适用病症】

（1）痤疮　患者面部以脓疱为主要皮疹，反复发作，经久不愈，可投本方合排脓汤治疗。

（2）脓疱型银屑病　患者皮疹脓疱和红斑为主，可投本方合排脓汤酌加菝葜、土茯苓等中药治疗。

【注意事项】贫血、食欲不振、腹泻者慎用。

排脓汤

（《金匮要略》）

【药物组成】甘草二两　桔梗三两　生姜一两　大枣十枚

【服用方法】上四味，以水三升，煮取一升，温服五合，日再服。

【功　　用】健脾排脓。

【今用处方】甘草 15g，桔梗 20g，生姜 15g，大枣 15g。

【方证要点】肠痈，小腹胀痛，里急后重，时时下脓。

【适用病症】

（1）痤疮　患者面部以脓疱为主要皮疹，反复发作，经久不愈，可投本方合排脓散治疗。

（2）脓疱型银屑病　患者皮疹脓疱和红斑为主，可投本方合排脓散酌加菝葜、土茯苓等中药治疗。

【注意事项】服药期间，不宜食辛辣、鱼腥、浓茶等，以免影响疗效。

炙甘草汤（又名复脉汤）

（《伤寒论》）

【药物组成】甘草四两，炙　生姜三两，切　人参二两　生地黄一斤　桂枝三两，去皮　阿胶二两　麦门冬半升，去心　麻仁半升　大枣三十枚，擘

【服用方法】上九味，以清酒七升，水八升，先煮八味，取三升，去滓，内胶烊消尽，温服一升，日三服。

【功　　用】滋阴养血，益气温阳，复脉定悸。

【今用处方】炙甘草 15g，生姜 10g，党参（代人参）10g，生地 30g，桂枝 15g，阿胶 15g，麦门冬 15g，火麻仁 15g，大枣 15g。

【经典方证】

（1）伤寒脉结代，心动悸，炙甘草汤主之。（177）

（2）《千金翼》炙甘草汤（一云复脉汤）治虚劳不足，汗出而闷，脉结悸，行动如常，不出百日，危急者十一日死。（《金匮要略·血痹虚劳并脉证并治第六》附方）

（3）《外台》炙甘草汤　治肺痿涎唾多，心中温温液液者。（《金匮要略·肺痿肺痈咳嗽上气病脉证治第七》附方）

【方证要点】

（1）**主治阴血阳气虚弱，心脉失养证。脉结代，心动悸，虚羸少气，舌光少苔，或质干而瘦小者。**

（2）**主治虚劳肺痿。**干咳无痰，或咳吐涎沫，形瘦短气，虚烦不眠，自汗盗汗，咽干舌燥，大便干结，脉虚数。

【适用病症】

（1）白癜风　患者面色萎黄憔悴，皮肤干枯，素有心悸，疲倦乏力，虚烦不眠，自汗盗汗，便秘，脉结代，可投本方合桂枝加龙骨牡蛎汤酌加补骨脂、乌梅、五味子、黑芝麻等中药治疗。

（2）荨麻疹　患者面色萎黄憔悴，皮肤干枯，心悸失眠，畏寒肢冷，疲倦乏力，便秘，舌淡红，脉结代，可投本方合桂枝加龙骨牡蛎汤酌加路路通、荆芥、防风、五味子、乌梅等中药治疗。

（3）银屑病　患者面色萎黄憔悴，皮肤干枯，心悸失眠，畏寒肢冷，疲倦乏力，便秘，舌淡红，脉结代，可投本方合真武汤酌加菝葜、乌梅、土茯苓等中药治疗。

（4）过敏性紫癜　患者面色萎黄憔悴，皮肤干枯，心悸失眠，畏寒肢冷，疲倦乏力，便秘，舌有瘀点或瘀斑，脉结代，可投本方合桂枝茯苓丸治疗。

（5）红皮病　患者周身泛发红斑，有大量干燥鳞屑，皮肤干枯，瘙痒明显，心悸失眠，疲倦乏力，便秘，舌有瘀点或瘀斑，脉结代，可投本方合泻心汤治疗，泻心汤方中苦寒药物剂量宜小。

【注意事项】纳差者适当减少药量。

薏苡附子散类方

薏苡附子散

（《金匮要略》）

【药物组成】薏苡仁十五两　大附子十枚，炮

【服用方法】上二味，杵为散，服方寸匕，日三服。

【功　　用】温阳散寒，除湿止痛。

【今用处方】薏苡仁 30g，制附子 15~80g。

【经典方证】

胸痹缓急者，薏苡附子散主之。（《金匮要略·胸痹心痛短气病脉证治第九》）

【方证要点】主治太阴病。畏寒肢冷，胸背或诸关节剧痛难忍，舌淡苔白滑，脉沉。

【适用病症】

（1）带状疱疹后遗神经痛　患者若见畏寒肢冷，胸背或诸关节剧痛难忍，舌淡苔白滑，脉沉，可合失笑散酌加全蝎、干姜、白术等中药治疗。

（2）变应性皮肤血管炎、结节性红斑、白色萎缩　患者素来畏寒肢冷，小腿和足部起红斑、结节、紫癜、瘀斑、溃疡、结痂、萎缩、疤痕，局部灼热，疼痛难忍，舌胖大有齿痕，苔白，脉沉，可投本方合桂枝茯苓丸，或四妙勇安汤，或阳和汤，或泻心汤治疗。

（3）湿疹　患者若见畏寒肢冷，胸背或诸关节剧痛难忍，舌淡苔白滑，脉沉，可投本方合桂枝芍药知母汤，酌加白鲜皮、地骨皮、地肤子等中药治疗。

（4）荨麻疹　患者若见畏寒肢冷，胸背或诸关节剧痛难忍，舌淡苔白滑，脉沉，可合桂枝芍药知母汤酌加荆芥、防风、路路通、蝉蜕等中药治疗。

（5）痤疮　患者若见畏寒肢冷，胸背或诸关节剧痛难忍，舌淡苔白滑，

脉沉，可合桂枝汤酌加连翘、白芷、枇杷叶等中药治疗。

【注意事项】服药期间，不宜食辛辣、鱼腥、浓茶等，以免影响疗效。长期服用需定期检查肝肾功能。附子用法参考附子汤。

薏苡附子败酱散

（《金匮要略》）

【药物组成】薏苡仁十分　附子二分　败酱五分

【服用方法】上三味，杵末，取方寸匕，以水二升，煎减半，顿服。（小便当下）

【功　　用】祛寒除湿清热，温阳排脓。

【今用处方】薏苡仁 30g，制附子 6g，败酱草 30g。

【经典方证】

肠痈之为病，其身甲错，腹皮急，按之濡，如肿状，腹无积聚，身无热，脉数，此为腹内有痈脓，薏苡附子败酱散主之。（《金匮要略·疮痈肠痈浸淫病脉证并治第十八》）

【方证要点】畏寒汗出，皮肤起脓疱，炎性丘疹，皮肤皲裂，肌肤甲错。

【适用病症】

（1）痤疮　患者痤疮反复发作，平素畏寒汗出，面部反复起脓疱，炎性丘疹，可投本方酌加白芷、连翘、浙贝、山楂等中药治疗。

（2）化脓性汗腺炎　双腋、臀部、外阴等部位下反复红肿，疼痛。挤压可见黄色脓液出，平素畏寒汗出，可投本方合柴胡桂枝干姜汤，或小柴胡汤，或透脓散治疗。

（3）慢性甲沟炎　甲沟及甲廓皮肤反复红肿，流脓液，平素畏寒汗出，可投本方合方四妙丸治疗。

（4）瘙痒症　老年皮肤瘙痒症，平素畏寒汗出，皮肤皲裂，肌肤甲错，可投本方合当归饮子治疗。

【注意事项】服药期间，不宜食辛辣、鱼腥、浓茶等，以免影响疗效。长期服用需定期检查肝肾功能。附子用法参考附子汤。

胶艾汤类方

胶艾汤

（《金匮要略》）

【药物组成】川芎　阿胶　甘草各二两　艾叶　当归各三两　芍药四两　干地黄六两

【服用方法】上七味，以水五升，清酒三升，合煮取三升，去滓，内胶令消尽，温服一升，日三服。不瘥更作。

【功　　用】养血止血，调经安胎。

【今用处方】川芎 15g，阿胶 15g，炙甘草 10g，艾叶 10g，当归 10g，白芍 15g，地黄 30g。

【经典方证】

师曰：妇人有漏下者，有半产后因续下血都不绝者，有妊娠下血者，假令妊娠腹中痛，为胞阻，胶艾汤主之。(《金匮要略·妇人妊娠病脉证并治第二十》)

【方证要点】妇人冲任虚损，崩漏下血，月经过多，淋漓不止；产后或流产损伤冲任，下血不绝；或妊娠胞阻，胎漏下血，腹中疼痛。

【适用病症】

（1）白癜风　患者面色萎黄，畏寒，疲倦乏力，女性患者痛经，月经过多，有血块，淋漓不止，舌淡有瘀斑，脉涩，可投本方合七宝美髯丹或当归饮子治疗。

（2）荨麻疹　患者面色萎黄，畏寒，疲倦乏力，女性患者痛经，月经过多，有血块，淋漓不止，风团淡红色，舌淡有瘀斑，脉涩，可投本方合当归饮子酌加路路通等中药治疗。

（3）银屑病　患者面色萎黄，畏寒，疲倦乏力，女性患者痛经，月经过多，有血块，淋漓不止，皮疹以斑块和鳞屑为主，舌淡有瘀斑，脉涩，可投本方酌加补骨脂、白芷、乌梅、土茯苓、白鲜皮等中药治疗。

（4）过敏性紫癜 患者紫癜色淡，面色萎黄，畏寒，疲倦乏力，女性患者痛经，月经过多，有血块，淋漓不止，舌淡有瘀斑，脉涩，可投本方酌加仙鹤草、黄芪、藕节等中药治疗。

（5）黄褐斑 患者面色萎黄，弥漫性色斑，畏寒，疲倦乏力，女性患者痛经，月经过多，有血块，淋漓不止，舌淡有瘀斑，脉涩，可投本方酌加茯苓、菟丝子、白术、肉桂等中药治疗。

【注意事项】服药期间，不宜食辛辣、鱼腥、浓茶等，以免影响疗效。长期服用需定期检查肝肾功能。

当归芍药散

（《金匮要略》）

【药物组成】当归三两　芍药一斤　茯苓四两　白术四两　泽泻半斤　川芎半斤，一作三两

【服用方法】上六味，杵为散，取方寸匕，酒和，日三服。

【功　　用】补血活血，调经止痛，健脾利湿。

【今用处方】当归 10g，白芍 30~50g，茯苓 15g，白术 15g，泽泻 20g，川芎 15g。

【经典方证】

（1）妇人怀妊，腹中㽲痛，当归芍药散主之。（《金匮要略·妇人妊娠病脉证并治第二十》）

（2）妇人腹中诸疾痛，当归芍药散主之。（《金匮要略·妇人杂病脉证并治第二十二》）

【方证要点】妇人妊娠，腹中急痛或隐隐作痛；患者有小眼袋，面色萎黄虚肿有色斑，眩晕，疲倦乏力，舌胖大有齿痕。

【适用病症】

（1）白癜风 患者有小眼袋，面色萎黄虚肿有色斑，眩晕，疲倦乏力，女性痛经，舌胖大有齿痕，可投本方合七宝美髯丹酌加制附子、细辛、苏叶等中药治疗。

（2）过敏性紫癜 患者畏寒，口淡不渴，面色萎黄虚胖，有小眼袋，女性痛经，体倦乏力，舌胖大有齿痕，可投本方合桂枝汤和玉屏风散酌加仙鹤草等中药治疗。

（3）荨麻疹 患者畏风寒肢冷，手足湿冷，无汗，口淡不渴，面色萎黄虚胖，有小眼袋，女性痛经，体倦乏力，舌胖大有齿痕，投本方合桂枝麻黄各半汤，若无效合补中益气汤酌加制附子、荆芥、防风、路路通、蝉蜕等中药治疗。

（4）银屑病 患者畏风寒肢冷，手足湿冷，多汗，口苦，便秘，面色萎黄虚胖，有小眼袋，女性痛经，体倦乏力，舌胖大有齿痕，投本方合柴胡桂枝干姜汤治疗。

（5）玫瑰糠疹 患者畏寒，喷嚏连连，手足湿冷，无汗，口淡不渴，面色萎黄虚胖，有小眼袋，女性痛经，体倦乏力，舌胖大有齿痕，投本方合麻黄连翘赤小豆汤治疗。

（6）痤疮 患者畏寒，喷嚏连连，手足湿冷，无汗，口淡不渴，面色萎黄虚胖，有小眼袋，女性痛经，体倦乏力，舌胖大有齿痕，可投本方酌加浙贝母、薏苡仁、白芷、苏叶等中药治疗。

（7）黄褐斑 患者畏寒，喷嚏连连，手足湿冷，无汗，口淡不渴，面色萎黄虚胖，有小眼袋，女性痛经，体倦乏力，舌胖大有齿痕，可投合逍遥散酌加肉桂治疗。

（8）扁平苔藓 患者面色萎黄虚胖，有小眼袋，女性痛经，体倦乏力，舌胖大有齿痕有瘀斑或瘀点，可投本方合桂枝茯苓丸治疗。

【注意事项】

（1）若见腹泻，白芍用量酌情减少。

（2）用于安胎时，可用小剂量。

（3）服药后若腹胀，酌加陈皮、苏叶、厚朴等中药。

温经汤

（《金匮要略》）

【药物组成】吴茱萸三两　当归　川芎　芍药各二两　人参　桂枝　阿胶

牡丹皮去心　生姜　甘草各二两　半夏半升　麦门冬一升，去心

【服用方法】上十二味，以水一斗，煮取三升，分温三服。

【功　　用】温经散寒，养血祛瘀。

【今用处方】吴茱萸5g，当归10g，川芎10g，白芍10g，党参10g，桂枝10g，阿胶10g，牡丹皮10g，生姜10g，炙甘草10g，姜半夏10g，麦门冬20g。

【经典方证】

问曰：妇人年五十所，病下利数十日不止，暮即发热，少腹里急，腹满，手掌烦热，唇口干燥，何也？师曰：此病属带下。何以故？曾经半产，瘀血在少腹不去。何以知之？其证唇口干燥，故知之。当以温经汤主之。(《金匮要略·妇人杂病脉证并治第二十二》)

【方证要点】主治冲任虚寒、瘀血阻滞证。漏下不止，血色暗而有块，淋漓不畅，或月经超前或延后，或逾期不止，或一月再行，或经停不至，而见少腹里急，腹满，傍晚发热，手心烦热，唇口干燥，舌质暗红，脉细而涩。亦治妇人宫冷，久不受孕。临床常用于治疗功能性子宫出血、慢性盆腔炎、痛经、不孕症等属冲任虚寒。

【适用病症】

(1)白癜风、黄褐斑　患者形瘦面色微黄，平素畏寒，便溏，尿频清，手足冷，手足皮肤粗糙或皲裂，唇干口燥，双下肢肌肤甲错，毛发易于脱落或无光泽，脉细，舌体胖大，舌质嫩，有齿痕，可投本方酌加补骨脂、菟丝子、黑芝麻等中药治疗。

(2)系统性硬皮病　患者形寒肢冷，全身皮肤硬化，手指关节疼痛，面色萎黄，便溏尿频，舌体胖大，舌质嫩，有齿痕，脉细，可投本方酌加路路通、炒白术等中药治疗。

(3)系统性红斑狼疮　患者形寒肢冷，雷诺氏症，面色萎黄，便溏尿频，手指手掌有瘀斑，舌体胖大，舌质嫩，有齿痕，脉细，可投本方合当归四逆汤治疗。

(4)结节性红斑、白色萎缩、变应性皮肤血管炎、过敏性紫癜　患者形寒肢冷，面色萎黄，便溏尿频，手足皮肤粗糙或皲裂，唇干口燥，双下肢肌肤甲错，紫癜色淡，舌体胖大，舌质嫩，有齿痕，脉细，可投本方酌加制附子、炮姜、炒白术等中药治疗。

(5)湿疹、神经性皮炎　患者形瘦面色微黄，平素畏寒，便溏，尿频清，

手足冷，皮疹以斑块鳞屑为主，周身皮肤干燥，脉细，舌体胖大，舌质嫩，有齿痕，可投本方酌加白鲜皮、地骨皮、薏苡仁、白术等中药治疗。

（6）毛发红糠疹、掌跖红斑角化症、进行性指掌角化症 患者形瘦面色微黄，平素畏寒，便溏，尿频清，手足冷，手足皮肤粗糙或皲裂，唇干口燥，双下肢肌肤甲错，毛发易于脱落或无光泽，脉细，舌体胖大，舌质嫩，有齿痕，可投本方治疗。

（7）银屑病 患者形瘦面色微黄，平素畏寒，便溏，尿频清，手足冷，手足皮肤粗糙或皲裂，唇干口燥，双下肢肌肤甲错，毛发易于脱落或无光泽，脉细，舌体胖大，舌质嫩，有齿痕，可投本方酌加乌梅、白鲜皮、补骨脂、菝葜等中药治疗。

（8）荨麻疹 患者形瘦面色微黄，平素畏寒，心悸，便溏，尿频清，手足冷，周身皮肤粗糙，唇干口燥，双下肢肌肤甲错，毛发易于脱落或无光泽，脉细，舌体胖大，舌质嫩，有齿痕，可投本方酌加荆芥、防风、路路通、蝉蜕等中药治疗。

【注意事项】

（1）形体肥胖壮实，营养状况良好，面色红润者慎用。

（2）不孕症患者服用本方至妊娠后应停服。

（3）湿盛胸腹胀满及呕吐者、女性乳房胀痛者、月经量多者，均应慎用或不宜长时间服用。

（4）服用本方时，应多食猪蹄、鸡爪、牛筋等富含胶原蛋白的食物。

赤小豆当归散

（《金匮要略》）

【药物组成】赤小豆三升，浸令芽出，曝干　当归三两

【服用方法】上二味，杵为散，浆水服方寸匕，日三服。

【功　　用】排脓血，除湿热。

【今用处方】赤小豆 60g，当归 15g。

【经典方证】

（1）病者脉数，无热，微烦，默默但欲卧，汗出。初得之三四日，目赤

如鸠眼，七八日，目四眦黑，若能食者，脓已成也。赤小豆当归散主之。(《金匮要略·百合狐惑阴阳毒病证治第三》)

（2）下血，先血后便，此近血也，赤小豆当归散主之。(《金匮要略·惊悸吐衄下血胸满瘀血病脉证治第十六》)

【方证要点】主治阳明病。伤寒狐惑；下血，先血后便；肠痈便脓；诸疮疡有脓血者。

【适用病症】

（1）痤疮 患者面部散在脓肿恶血，红肿疼痛，可投本方合仙方活命饮化裁治疗。

（2）化脓性汗腺炎 患者腋下、臀部、腹股沟起脓肿，红肿热痛，反复发作，可投本方合方柴胡类方治疗。

（3）变应性皮肤血管炎、白色萎缩 患者双下肢起溃疡，流脓，红肿热痛，溃疡愈后留下疤痕，反复发作，可投本方合方四妙勇安汤治疗。

【注意事项】湿盛中满便溏者慎服。

当归贝母苦参丸

（《金匮要略》）

【药物组成】当归　贝母　苦参各四两

【服用方法】上三味，末之，炼蜜丸如小豆大，饮服三丸，加至十丸。

【功　　用】养血润燥，清解热郁。

【今用处方】当归 10g，浙贝母 12g，苦参 12g。

【经典方证】

妊娠，小便难，饮食如故，当归贝母苦参丸主之。(《金匮要略·妇人妊娠病脉证并治第二十》)

【方证要点】小便淋漓不尽、涩痛、饮食如故。

【适用病症】

（1）痤疮 患者面部反复起囊肿、丘疹、粉刺，皮脂分泌旺盛，毛孔粗大，便结，舌红，苔黄，脉弦，可投本方合枇杷清肺饮或仙方活命饮治疗。

【注意事项】胃肠虚弱者慎用。

干姜类方

理中丸

（《伤寒论》《金匮要略》）

【药物组成】人参　干姜　甘草炙　白术各三两

【服用方法】上四味，捣筛，蜜和为丸，如鸡子黄许大。以沸汤数合，和一丸，研碎，温服之，日三四、夜二服；腹中未热，益至三四丸，然不及汤。汤法：以四物依两数切，用水八升，煮取三升，去滓，温服一升，日三服。若脐上筑者，肾气动也，去术加桂四两；吐多者，去术加生姜三两；下多者还用术；悸者，加茯苓二两；渴欲得水者，加术，足前成四两半；腹中痛者，加人参，足前成四两半；寒者，加干姜，足前成四两半；腹满者，去术，加附子一枚。服汤后，如食顷，饮热粥一升许，微自温，勿发揭衣被。

【功　　用】温中祛寒，补气健脾。

【今用处方】人参 15g，干姜 15g，炙甘草 5g，白术 15g。

【经典方证】

（1）霍乱，头痛，发热，身疼痛，热多欲饮水者，五苓散主之；寒多不用水者，理中丸主之。（386）

（2）大病瘥后，喜唾，久不了了，胸上有寒，当以丸药温之，宜理中丸。（396）

（3）胸痹心中痞，留气结在胸，胸满，胁下逆抢心，枳实薤白桂枝汤主之；人参汤亦主之。（《金匮要略·胸痹心痛短气病脉证治第九》）

【方证要点】面色萎黄或苍白，畏寒喜温，疲倦乏力，口淡不渴，呕吐泄泻，便溏，胸满腹痛，纳差腹胀，大便清稀不臭，唾、涕、尿、胃酸等分泌物清稀量多，舌体胖大，舌苔白或水滑。

【适用病症】

（1）白癜风、单纯糠疹　患者若见面色萎黄或苍白，畏寒喜温，疲倦乏力，口淡不渴，呕吐泄泻，便溏，胸满腹痛，纳差腹胀，大便清稀不臭，唾、涕、尿、胃酸等分泌物清稀量多，舌体胖大，舌苔白或水滑，可投本方合四神丸治疗。

（2）过敏性紫癜 患者若见面色萎黄或苍白，疲倦乏力，畏寒喜温，口淡不渴，泄泻腹痛，纳差腹胀，大便清稀不臭，唾、涕、尿、胃酸等分泌物清稀量多，舌体胖大，舌苔白或水滑，可投本方合黄土汤治疗。其中生姜改用炮姜或姜炭。

（3）荨麻疹 患者若见面色萎黄或苍白，疲倦乏力，畏寒喜温，口淡不渴，呕吐泄泻，便溏，胸满腹痛，纳差腹胀，大便清稀不臭，唾、涕、尿、胃酸等分泌物清稀量多，舌体胖大，舌苔白或水滑，可投本方合过敏煎治疗。

（4）湿疹 患者若见面色萎黄或苍白，疲倦乏力，畏寒喜温，口淡不渴，泄泻便溏，腹痛腹胀，唾、涕、尿、胃酸等分泌物清稀量多，舌体胖大，舌苔白或水滑，可投本方酌加白鲜皮、土茯苓治疗。

（5）痤疮 患者若见面色萎黄或苍白，畏寒喜温，疲倦乏力，口淡不渴，泄泻便溏，腹痛腹胀，唾、涕、尿、胃酸等分泌物清稀量多，舌体胖大，舌苔白或水滑，可投本方酌加连翘、白芷等中药治疗。

（6）带状疱疹后遗神经痛 患者畏寒肢冷，疲倦乏力，便溏，口淡，小便清长，舌胖大，苔白，脉沉，可投本方合方真武汤治疗。

【注意事项】

（1）凡是急症吐下，非人参不愈。人参可以用生晒参，也可以用红参。

（2）服本方后 3~4 日，可能出现浮肿，这表示药已中病，可继续服本方，浮肿可自然消失。

甘姜苓术汤（肾着汤）

（《金匮要略》）

【药物组成】甘草　白术各二两　干姜　茯苓各四两

【服用方法】上四味，以水五升，煮取三升，分温三服，腰中即温。

【功　　用】温中散寒，健脾除湿。

【今用处方】炙甘草 10g，白术 15g，干姜 30g，茯苓 30g。

【经典方证】

肾着之病，其人身体重，腰中冷，如坐水中，形如水状，反不渴，小便自利，饮食如故，病属下焦。身劳汗出，衣里冷湿，久久得之。腰以下冷痛，腹重如带五千钱，甘姜苓术汤主之。(《金匮要略·五脏风寒积聚病脉证并治第十一》)

【方证要点】腰重冷痛，如坐水中，腹重，口不渴，浮肿，小便频频，或遗尿，多汗，饮食如故。

【适用病症】

（1）白癜风 患者口腔分泌物多，腰冷，身体沉重，夜尿频频，畏寒肢冷，可投本方合七宝美髯丹治疗。

（2）天疱疮 患者散发或泛发水疱，疱液清澈，口腔分泌物多，腰冷，身体沉重，夜尿频频，畏寒肢冷，可投本方合真武汤和五苓散治疗。

（3）湿疹 患者散发或泛发水疱，疱液清澈，口腔分泌物多，腰冷，身体沉重，夜尿频频，畏寒肢冷，可投本方合五苓散治疗。

（4）银屑病 患者口腔分泌物多，腰冷，身体沉重，夜尿频频，畏寒肢冷，可投本方合五苓散酌加补骨脂、菝葜等中药治疗。

【注意事项】火热体质慎用。

杂方类方

厚朴生姜半夏甘草人参汤

（《伤寒论》）

【药物组成】厚朴半斤，炙，去皮　生姜半斤，切　半夏半升，洗　甘草二两　人参一两

【服用方法】上五味，以水一斗，煮取三升，去滓，温服一升，日三服。

【功　　用】温中健脾，宽中除满。

【今用处方】厚朴 15~30g，生姜 15~30g，姜半夏 15~30g，炙甘草 6g，人参 5g。

【经典方证】

发汗后，腹胀满者，厚朴生姜半夏甘草人参汤主之。（66）

【方证要点】腹胀满，心下痞满，纳差，呕吐，苔薄白或白腻，脉无力。

【适用病症】

（1）白癜风　患者素来腹胀，矢气频频，纳差，呕吐，苔薄白或白腻，脉无力，可投本方合香砂六君子汤酌加补骨脂、白芷、苏叶等中药治疗。

（2）荨麻疹　患者素来腹胀，矢气频频，纳差，呕吐，苔薄白或白腻，脉无力，可投本方合七味白术散酌加荆芥、防风、蝉蜕、路路通等中药治疗。

（3）湿疹　患者素来腹胀，矢气频频，纳差，呕吐，苔薄白或白腻，脉无力，可投本方酌加白鲜皮、地骨皮、土茯苓、荆芥等中药治疗。

（4）银屑病　患者素来腹胀，矢气频频，纳差，呕吐，苔薄白或白腻，脉无力，可投本方酌加补骨脂、土茯苓、乌梅、菝葜等中药治疗。

【注意事项】人参和甘草剂量宜小，以免胀气。

旋覆代赭汤

（《伤寒论》）

【药物组成】旋覆花三两　人参二两　生姜五两　代赭一两　甘草三两，炙　半夏半升，洗　大枣十二枚，擘

【服用方法】上七味，以水一斗，煮取六升，去滓，再煎取三升。温服一升，日三服。

【功　　用】降逆化痰，益气和胃。

【今用处方】旋覆花 10g，人参 10g，生姜 30g，代赭石 10g，炙甘草 15g，姜半夏 15g，大枣 15g。

【经典方证】

伤寒发汗、若吐、若下，解后，心下痞硬，噫气不除者，旋覆代赭汤主之。(161)

【方证要点】主治胃虚痰阻气逆证。胃脘痞闷或胀满，按之不痛，频频嗳气，或见纳差、呃逆、恶心，甚或呕吐，吐涎沫，舌淡，苔白滑，脉弦虚。

【适用病症】

（1）荨麻疹　患者若见胃脘痞闷，按之不痛，频频嗳气，纳差、呃逆、恶心，甚或呕吐，吐涎沫，舌淡，苔白滑，脉弦虚，可投本方酌加荆芥、防风、路路通、蝉蜕等中药治疗。

（2）湿疹　患者若见胃脘痞闷，按之不痛，频频嗳气，纳差、呃逆、恶心，甚或呕吐，吐涎沫，舌淡，苔白滑，脉弦虚，可投本方酌加白鲜皮、地骨皮、荆芥、防风等中药治疗。

【注意事项】孕妇慎服。

黄芩汤

（《伤寒论》）

【药物组成】黄芩三两　芍药二两　甘草二两，炙　大枣十二枚，擘

【服用方法】上四味，以水一斗，煮取三升，去滓，温服一升，日再，夜

一服。

【功　　用】清热止痢，和中止痛。

【今用处方】黄芩 15g，芍药 15g，炙甘草 10g，大枣 10g。

【经典方证】

（1）太阳与少阳合病，自下利者，与黄芩汤；若呕者，黄芩加半夏生姜汤主之。（172）

（2）伤寒脉迟六七日，而反与黄芩汤彻其热。脉迟为寒，今与黄芩汤复除其热，腹中应冷，当不能食；今反能食，此名除中，必死。（333）

【方证要点】太阳少阳合病，发热口苦，下痢急迫，腹痛，肛门灼热，舌苔黄，脉弦数。

【适用病症】

（1）白癜风　患者口苦，时腹痛，泄泻伴肛门灼热，手足湿冷，精神紧张，舌苔黄，脉弦数，可投本方合四逆散酌加补骨脂、白芷、苏叶、菟丝子等中药治疗。临床与四逆散或小柴胡汤合方治疗面颊部、耳部白癜风机会较多。

（2）荨麻疹　患者口苦，起风团时腹痛，大便黏腻不爽，舌苔黄，脉弦数，可投本方酌加荆芥、防风、路路通、蝉蜕等中药治疗。

（3）银屑病　患者口苦，时腹痛，泄泻，大便黏腻不爽，舌苔黄，脉弦数，可投本方酌加菝葜、乌梅、土茯苓等中药治疗。

【注意事项】脾胃虚寒者慎用。

黄连汤

（《伤寒论》）

【药物组成】黄连三两　甘草三两，炙　干姜三两　桂枝三两，去皮　人参二两　半夏半升，洗　大枣十二枚，擘

【服用方法】上七味，以水一斗，煮取六升；去滓，温服。昼三夜二。

【功　　用】平调寒热，和胃止逆。

【今用处方】黄连 5~15g，炙甘草 10g，干姜 12g，桂枝 12g，党参 10g，法

半夏 10g，大枣 10g。

【经典方证】

伤寒，胸中有热，胃中有邪气，腹中痛，欲呕吐者，黄连汤主之。（173）

【方证要点】主要用来治疗上热下寒证，心烦失眠，自汗，胃痛腹痛，泄泻，欲呕吐者。

【适用病症】

（1）痤疮 患者平素容易腹泻腹痛，脘腹畏寒，心烦失眠，自汗，口苦，干呕，舌微红，苔腻，脉弦，可投本方酌加藿香、白芷、白术、蒲公英、浙贝母、薏苡仁、葛根等中药治疗。

（2）银屑病 患者平素容易腹泻腹痛，脘腹畏寒，心烦失眠，自汗，口苦，干呕，舌微红，苔腻，脉弦，可投本方酌加菝葜、乌梅、土茯苓等中药治疗。

（3）荨麻疹 患者平素容易腹泻腹痛，脘腹畏寒，心烦失眠，自汗，口苦，干呕，舌微红，苔腻，脉弦，可投本方酌加荆芥、防风、路路通、蝉蜕、柴胡、乌梅、五味子等中药治疗。

【注意事项】长期服用应减少剂量，建议查肝肾功能。

吴茱萸汤

（《伤寒论》）

【药物组成】吴茱萸一升，洗 人参三两 生姜六两，切 大枣十二枚，擘

【服用方法】上四味，以水七升，煮取二升，去滓，温服七合。日三服。

【功　　用】温中补虚，降逆止呕。

【今用处方】吴茱萸 15g，党参 10g，生姜 10g，大枣 10g。

【经典方证】

（1）食谷欲呕，属阳明也，吴茱萸汤主之。得汤反剧者，属上焦也。（243）

（2）少阴病，吐利，手足逆冷，烦躁欲死者，吴茱萸汤主之。（309）

（3）干呕吐涎沫，头痛者，吴茱萸汤主之。（378）

【方证要点】主治肝胃虚寒，浊阴上逆证。食后泛泛欲吐，或呕吐酸水，

或干呕，或吐清涎冷沫，胸满脘痛，巅顶头痛，畏寒肢冷，甚则伴手足逆冷，泄泻，烦躁不宁，舌淡苔白滑，脉沉弦或迟。

【适用病症】

（1）荨麻疹 患者呕吐酸水，或干呕，或吐清涎冷沫，胸满脘痛，巅顶头痛，畏寒肢冷，泄泻，烦躁不宁，舌体胖大，苔白滑，脉沉弦或迟，可投本方合五苓散酌加煅瓦楞子、荆芥、防风、路路通等中药治疗。

（2）银屑病 患者呕吐酸水，或干呕，或吐清涎冷沫，胸满脘痛，巅顶头痛，畏寒肢冷，泄泻，烦躁不宁，舌体胖大，苔白滑，脉沉弦或迟，可投本方合五苓散酌加煅瓦楞子、菝葜、土茯苓等中药治疗。

（3）湿疹 患者呕吐酸水，或干呕，或吐清涎冷沫，胸满脘痛，巅顶头痛，畏寒肢冷，泄泻，烦躁不宁，舌体胖大，苔白滑，脉沉弦或迟，可投本方合五苓散酌加煅瓦楞子、荆芥、白鲜皮等中药治疗。

（4）口周皮炎 患者呕吐酸水，或干呕，或吐清涎冷沫，胸满脘痛，巅顶头痛，畏寒肢冷，泄泻，烦躁不宁，舌体胖大，苔白滑，脉沉弦或迟，可投本方合香砂六君子汤治疗。

【注意事项】大量吴茱萸可引起视力障碍，错觉等，建议久煎为宜。

桃花汤

（《伤寒论》《金匮要略》）

【药物组成】赤石脂一斤，一半全用，一半筛末　干姜一两　粳米一升

【服用方法】上三味，以水七升，煮米令熟，去滓。温服七合，内赤石脂末方寸匕，日三服。若一服愈，余勿服。

【功　　用】温中涩肠止痢。

【今用处方】赤石脂30g，干姜10g，山药（代粳米）20g。

【经典方证】

（1）少阴病，下利便脓血者，桃花汤主之。(306)

（2）少阴病，二三日至四五日，腹痛，小便不利，下利不止，便脓血者，桃花汤主之。(307)

（3）下利，便脓血者，桃花汤主之。(《金匮要略·呕吐哕下利病脉证治

第十七》)

【方证要点】主治虚寒血痢证。泻下脓血，滑脱不禁，暗淡不鲜，腹痛绵绵，喜温喜按，口淡不渴，小便不利，神疲乏力，舌淡苔白，脉弱无力。

【适用病症】

(1)荨麻疹 患者素来畏寒肢冷，腹痛泄泻，腹痛绵绵，喜温喜按，口淡不渴，夜尿频频，神疲乏力，舌淡苔白，脉弱无力，可投本方合真武汤酌加乌梅、荆芥、防风、路路通等中药治疗。

(2)湿疹 患者素来畏寒肢冷，腹痛泄泻，腹痛绵绵，喜温喜按，口淡不渴，夜尿频频，神疲乏力，舌淡苔白，脉弱无力，可投本方合真武汤酌加乌梅、白鲜皮、荆芥、防风等中药治疗。

(3)脂溢性皮炎 患者素来畏寒肢冷，腹痛泄泻，腹痛绵绵，喜温喜按，口淡不渴，夜尿频频，神疲乏力，舌淡苔白，脉弱无力，可投本方合五苓散治疗。

【注意事项】

(1)粳米可用山药代替。

(2)热痢便脓血，里急后重，肛门灼热者，禁用本方。

干姜黄芩黄连人参汤

(《伤寒论》)

【药物组成】干姜 黄芩 黄连 人参各三两

【服用方法】上四味，以水六升，煮取二升，去滓，分温再服。

【功　　用】和胃降逆，平调寒热。

【今用处方】干姜15g，黄芩12g，黄连5~12g，党参15g。

【经典方证】

伤寒本自寒下，医复吐下之，寒格，更逆吐下；若食入口即吐，干姜黄芩黄连人参汤主之。(359)

【方证要点】主治上热下寒，寒热格拒，食入则吐。

【适用病症】

(1)荨麻疹 患者若见胃脘胀闷，腹痛腹泻，纳差，或时有呕吐，脉虚数，可投本方酌加补骨脂、荆芥、防风、路路通等中药治疗。

（2）湿疹 患者若见胃脘胀闷，腹痛腹泻，纳差，或时有呕吐，脉虚数，可投本方酌加白鲜皮、土茯苓、荆芥、防风等中药治疗。

（3）天疱疮 患者口腔糜烂疼痛，白色黏稠唾液不停流出，疼痛剧烈，伴胃脘胀闷，腹痛腹泻，纳差，或时有呕吐，舌质红，苔白腻，脉虚数，可投本方合五苓散治疗。

（4）银屑病 患者若见胃脘胀闷，腹痛腹泻，纳差，或时有呕吐，脉虚数，可投本方酌加补骨脂、白芷、乌梅、土茯苓、菝葜等中药治疗。

【注意事项】阴虚火旺证者慎用。

白头翁汤

（《伤寒论》《金匮要略》）

【药物组成】白头翁二两　黄檗三两　黄连三两　秦皮三两

【服用方法】上四味，以水七升，煮取二升，去滓，温服一升；不愈，更服一升。

【功　　用】清热解毒，凉血止痢。

【今用处方】白头翁 15g，黄柏 15g，黄连 10g，秦皮 15g。

【经典方证】

（1）热利下重者，白头翁汤主之。（371）

（2）下利欲饮水者，以有热故也，白头翁汤主之。（373）

（3）热利重下者，白头翁汤主之。（《金匮要略·呕吐哕下利病脉证治第十七》）

【方证要点】主治热毒痢疾。腹痛，里急后重，肛门灼热，下痢脓血，赤多白少，渴欲饮水，舌红苔黄，脉弦数。

【适用病症】

（1）银屑病 患者体质壮实，皮疹色鲜红，大便臭秽，或黏腻不爽，口渴，口苦，舌红苔黄，脉弦数，可投本方酌加土茯苓、菝葜、紫草、槐花等中药治疗。

（2）痤疮 患者体质壮实，皮疹以丘疹和脓疱为主，大便臭秽，或黏腻不爽，口渴，口苦，舌红苔黄，脉弦数，可投本方酌加薏苡仁、柴胡、黄芩、藿香、熟大黄等中药治疗。

（3）荨麻疹 患者体质壮实，风团色鲜红，大便臭秽，或黏腻不爽，口渴，口苦，舌红苔黄，脉弦数，可投本方酌加柴胡、黄芩、荆芥、防风、路路通等中药治疗。

【注意事项】虚寒体质慎服。

乌梅丸

（《伤寒论》《金匮要略》）

【药物组成】乌梅三百枚 细辛六两 干姜十两 黄连十六两 当归四两 附子六两，炮，去皮 蜀椒四两，出汗 桂枝六两，去皮 人参六两 黄檗六两

【服用方法】上十味，异捣筛，合治之。以苦酒渍乌梅一宿，去核，蒸之五斗米下，饭熟捣成泥，和药令相得。内臼中，与蜜杵二千下，丸如梧桐子大。先食饮服十丸，日三服，稍加至二十丸。禁生冷、滑物、臭食等。

【功　　用】温脏安蛔。

【今用处方】乌梅 10~15g，细辛 5~12g，干姜 10~15g，黄连 5~10g，当归 10g，制附子 10~30g，肉桂 5~10g，党参 10~15g，黄柏 5g，川椒 5g。

【经典方证】

（1）伤寒脉微而厥，至七八日肤冷，其人躁，无暂安时者，此为脏厥，非蛔厥也。蛔厥者，其人当吐蛔。令病者静，而复时烦者，此为脏寒。蛔上入其膈，故烦，须臾复止；得食而呕，又烦者，蛔闻食臭出，其人常自吐蛔。蛔厥者，乌梅丸主之。又主久利。（338）

（2）蛔厥者，乌梅丸主之。（《金匮要略·趺蹶手指臂肿转筋阴狐疝蛔虫病脉证治第十九》）

【方证要点】用于治疗蛔厥，久痢，厥阴头痛，症见腹痛下痢，巅顶头痛，时发时止，躁烦呕吐，手足厥冷。

【适用病症】

（1）白癜风、单纯糠疹 患者若见畏寒，四肢厥冷，疲倦乏力，口苦、头痛，腹痛腹泻，大便溏，黏马桶，可投本方酌加补骨脂、白芷、五味子、

菟丝子、白术等中药治疗。

（2）过敏性紫癜 患者若见畏寒，四肢厥冷，疲倦乏力，口苦、腹痛腹泻，大便溏，黏马桶，可投本方酌加仙鹤草、乌梢蛇、紫草、藕节、白术等中药治疗。

（3）白塞病 患者若见畏寒，四肢厥冷，疲倦乏力，口苦、头痛，腹痛腹泻，大便溏，黏马桶，可投本方合甘草泻心汤治疗。

（4）银屑病 患者若见畏寒，四肢厥冷，疲倦乏力，口苦、头痛，腹痛腹泻，大便溏，黏马桶，可投本方酌加菝葜、土茯苓、白鲜皮等中药治疗。

（5）痤疮 患者若见畏寒，四肢厥冷，疲倦乏力，口苦、头痛，腹痛腹泻，大便溏，黏马桶，可投本方酌加连翘、白芷、薏苡仁等中药治疗。

（6）脂溢性皮炎 患者若见畏寒，四肢厥冷，疲倦乏力，口苦、腹痛腹泻，大便溏，黏马桶，可投本方酌加薏苡仁、土茯苓、泽泻、茯苓、羌活等中药治疗。

（7）荨麻疹 患者若见畏寒，四肢厥冷，疲倦乏力，口苦、腹痛腹泻，大便溏，黏马桶，可投本方酌加荆芥、防风、路路通、蝉蜕等中药治疗。

（8）湿疹 患者若见畏寒头痛，四肢厥冷，疲倦乏力，口苦、腹痛腹泻，大便溏，黏马桶，可投本方酌加白鲜皮、地骨皮、地肤子、荆芥等中药治疗。

（9）结节性痒疹 患者若见畏寒，四肢厥冷，疲倦乏力，口苦、腹痛腹泻，大便溏，黏马桶，可投本方酌加全蝎、蜈蚣、乌梢蛇等中药治疗。

【注意事项】本方含有马兜铃科植物细辛，细辛的毒性主要是黄樟醚和马兜铃酸，肾病患者慎用，细辛不宜单独应用，超过3g入煎剂，配伍生姜或干姜和甘草，有解毒作用，长期服用时，须定期检查肝肾功能。

防已黄芪汤

（《金匮要略》）

【药物组成】防已一两　甘草半两，炒　白术七钱半　黄芪一两一分，去芦

【服用方法】上锉麻豆大，每抄五钱匕，生姜四片，大枣一枚，水盏半，煎八分，去滓温服，良久再服。喘者加麻黄半两；胃中不和者加芍药三分；气上冲者加桂枝三分；下有陈寒者加细辛三分。服后当如虫行皮中，从腰下如

冰，后坐被上，又以一被绕腰以下，温令微汗，瘥。

【功　　用】益气祛风，健脾利水。

【今用处方】防己 15g，炙甘草 6g，白术 15g，黄芪 30~80g，生姜 10g，大枣 10g。

【经典方证】

风湿脉浮，身重，汗出，恶风者，防己黄芪汤主之。（《金匮要略·痉湿暍病脉证治第二》）

【方证要点】主治表虚不固之风水或风湿证。患者肥胖虚肿，肤色苍白，肌肉松弛，疲倦乏力，多汗恶风，小便不利，下肢浮肿，膝关节作痛，舌淡苔白，脉浮。

【适用病症】

（1）白癜风　患者肥胖虚肿，肤色苍白，肌肉松弛，疲倦乏力，多汗恶风，小便不利，下肢浮肿，膝关节作痛，舌淡苔白，脉浮，可投本方合桂枝加龙骨牡蛎汤酌加补骨脂、苏叶等中药治疗。

（2）荨麻疹　患者肥胖虚肿，肤色苍白，肌肉松弛，疲倦乏力，多汗恶风，小便不利，下肢浮肿，膝关节作痛，舌淡苔白，脉浮，可投本方合桂枝汤酌加路路通、荆芥等中药治疗。

（3）湿疹　患者肥胖虚肿，肤色苍白，肌肉松弛，疲倦乏力，多汗恶风，小便不利，下肢浮肿，膝关节作痛，舌淡苔白，脉浮，可投本方酌加白术、土茯苓、薏苡仁、干姜等中药治疗。

（4）多汗症　患者肥胖虚肿，肤色苍白，肌肉松弛，疲倦乏力，多汗恶风，小便不利，下肢浮肿，膝关节作痛，舌淡苔白，脉浮，可投本方合桂枝加龙骨牡蛎汤酌加糯稻根、浮小麦等中药治疗。

【注意事项】

（1）防己有汉防己、广防己之分，本方宜用汉防己，即防己科多年生藤本植物粉防己的根。广防己含有易导致肾功能不全的马兜铃酸，不宜食用。

（2）黄芪、防己的用量宜大，在 60g 以上。

（3）浮肿者，甘草的用量不宜超过 10g。

升麻鳖甲汤

（《金匮要略》）

【药物组成】升麻二两　当归一两　蜀椒一两，炒去汗　甘草二两　鳖甲手指大一片，炙　雄黄半两，研

【服用方法】上六味，以水四升，煮取一升，顿服之，老小再服。取汗。

【功　　用】清热解毒，散瘀祛邪。

【今用处方】升麻30g，当归15g，蜀椒15g，甘草10g，鳖甲12g，雄黄3g（布包煎）。

【经典方证】

（1）阳毒之为病，面赤斑斑如锦纹，咽喉痛，唾脓血。五日可治，七日不可治。升麻鳖甲汤主之。(《金匮要略·百合狐惑阴阳毒病脉证治第三》)

（2）阴毒之为病，面目青，身痛如被杖，咽喉痛。五日可治，七日不可治。升麻鳖甲汤去雄黄、蜀椒主之。(《金匮要略·百合狐惑阴阳毒病脉证治第三》)

【方证要点】主治阴阳毒，面赤斑斑如锦纹，咽喉痛，吐脓血。

【适用病症】

（1）激素依赖性皮炎　患者面部弥漫性红斑，灼热瘙痒，咽喉痛，可投本方合泻心汤酌加生地、丹皮、紫草、茯苓、泽泻等中药治疗。

（2）白塞氏病　患者口眼生殖器蚀烂，可投本方合甘草泻心汤治疗。

（3）荨麻疹　患者周身泛发或散发鲜红色风团，灼热，胸闷，口渴心烦，咽喉疼痛，可投本方酌加白鲜皮、地骨皮、地肤子、生地、乌梅、蝉蜕、赤芍等中药治疗。

（4）皮肌炎　患者双眼眶红肿，四肢肌肉酸痛无力，咽喉疼痛，可投本方合青蒿鳖甲汤治疗。

（5）银屑病　患者头面部鲜红色斑，脱屑，瘙痒，周身红斑，丘疹，斑块，皮肤干燥瘙痒，可投本方酌加紫草、生地、丹皮等中药治疗。

（6）过敏性紫癜　患者咽喉疼痛，腹部和双下肢弥漫性鲜红色紫癜，不痛不痒，发病急，来势汹汹，可投本方酌加紫草、牛膝、丹皮、赤芍等中药治疗。

（7）面部丹毒 患者一侧面部鲜红色斑，灼热疼痛明显，自觉恶寒发热，可投本方合小柴胡汤酌加银花、连翘等中药治疗。

（8）口腔天疱疮 口腔糜烂疼痛，口臭，口腔分泌物多，进食困难，可投本方治疗。

【注意事项】雄黄有毒，目前多不用。雄黄的毒性较三氧化二砷要小得多，但是久服易发生砷中毒。雄黄加热时被氧气氧化成剧毒的三氧化二砷，药用的雄黄也含有1%左右的三氧化二砷，在使用时要特别注意，没有绝对把握，建议不要应用雄黄。

侯氏黑散

（《金匮要略》）

【药物组成】菊花四十分　白术十分　细辛三分　茯苓三分　牡蛎三分　桔梗八分　防风十分　人参三分　矾石三分　黄芩三分　当归三分　干姜三分　芎䓖三分　桂枝三分

【服用方法】上十四味，杵为散，酒服方寸匕，日一服。初服二十日，温酒调服，禁一切鱼肉大蒜，常宜冷食，六十日止，即药积在腹中不下也，热食即下矣，冷食自能助药力。

【功　　用】清肝热，补气血，祛痰湿，祛风通络。

【今用处方】菊花15g，白术15g，细辛6g，茯苓10g，牡蛎30g，桔梗12g，防风12g，人参6g，黄芩12g，当归10g，干姜10g，川芎10g，桂枝12g。

【经典方证】

治大风，四肢烦重，心中恶寒不足者。（《金匮要略·中风历节病脉证并治第五》《外台》治风癫）

【方证要点】头痛头昏，四肢烦重疼痛麻木。

【适用病症】

（1）白癜风 患者素来头痛头昏，四肢烦重疼痛麻木，可投本方酌加补骨脂、白芷、女贞子、旱莲草、黄芪、钩藤、苏叶等中药治疗。

（2）荨麻疹 患者素来头痛头昏，四肢烦重疼痛麻木，可投本方酌加荆芥、防风、蝉蜕、路路通等中药治疗。

（3）斑秃 患者素来精神紧张，失眠多梦，头痛头昏，四肢烦重疼痛麻木，可投本方酌加补骨脂、制首乌、女贞子、旱莲草、侧柏叶、钩藤、茯苓等中药治疗。

（4）湿疹 患者素来心烦失眠，头痛头昏，四肢烦重疼痛麻木，可投本方酌加白鲜皮、地骨皮、地肤子等中药治疗。

【注意事项】禁一切鱼肉大蒜，常宜冷食。忌桃、李、雀肉、胡荽、青鱼，鲜酢物，孕妇忌服，长期治疗定期检查肝肾功能。

黄芪桂枝五物汤

（《金匮要略》）

【药物组成】黄芪三两　芍药三两　桂枝三两　生姜六两　大枣十二枚

【服用方法】上五味，以水六升，煮取二升，温服七合，日三服。（一方有人参）

【功　　用】益气温经，和血通痹。

【今用处方】黄芪 30~60g，芍药 15g，桂枝 15g，生姜 15~30g，大枣 15g。

【经典方证】

血痹，阴阳俱微，寸口关上微，尺中小紧，外证身体不仁，如风痹状，黄芪桂枝五物汤主之。（《金匮要略·血痹虚劳病脉证并治第六》）

【方证要点】主治血痹，患者体胖肤黄，肌肤麻木或疼痛，因劳累加重，头晕目眩，四肢无力，面色不荣，或浮肿，汗出恶风，或肌肉抽搐，舌淡，苔薄白，脉细浮缓。

【适用病症】

（1）白癜风 患者若见肌肤麻木或疼痛，头晕目眩，四肢无力，面色不荣，心悸气短，动则汗出，舌淡，苔薄白，脉细浮缓，可投本方合当归四逆汤酌加补骨脂、菟丝子、鸡血藤、苏叶、阿胶等中药治疗。

（2）荨麻疹 患者体胖肤黄，汗出恶风，风团色淡红反复发作，轻中度瘙痒，劳累诱发或加重，伴有头晕目眩，四肢无力，面色不荣，或浮肿，或肌肉抽搐，舌淡，苔薄白，脉细浮缓，可投本方酌加荆芥、防风、制附子、路路通等中药治疗。

（3）慢性皮肤溃疡 患者畏寒肢冷，双下肢起溃疡，红肿热痛不明显，创面渗出物稀薄色淡，缠绵难愈，心悸气短，动则汗出，舌淡，苔薄白，脉细浮缓，可投本方合方十全大补汤治疗。

（4）过敏性紫癜 患者体胖面色浮黄，疲倦，心悸气短，动则汗出，畏寒肢冷，纳差，舌淡，苔薄白，脉细浮缓，可投本方合黄土汤治疗。

（5）带状疱疹后遗神经痛 患者体胖肤黄，畏寒肢冷，患处喜温喜按，头晕目眩，四肢无力，面色不荣，或浮肿，汗出恶风，舌淡，苔薄白，脉细浮缓，可投本方酌加全蝎、蜈蚣、珍珠母、鸡血藤、当归等中药治疗。

【注意事项】肝阳上亢，湿热气滞者慎用。

薯蓣丸

（《金匮要略》）

【药物组成】薯蓣三十分　当归　桂枝　曲　干地黄　豆黄卷各十分　甘草二十八分　芎䓖　麦门冬　芍药　白术　杏仁各六分　人参七分　柴胡　桔梗　茯苓各五分　阿胶七分　干姜三分　白蔹二分　防风六分　大枣百枚，为膏

【服用方法】上二十一味，末之，炼蜜和丸，如弹子大，空腹酒服一丸，一百丸为剂。

【功　　用】调理脾胃，益气和营。

【今用处方】薯蓣 15g，当归 5g，桂枝 8g，干地黄 8g，神曲 8g，豆黄卷 8g，炙甘草 6g，川芎 6g，麦门冬 10g，芍药 8g，白术 8g，杏仁 6g，人参 5g，柴胡 8g，桔梗 8g，茯苓 10g，阿胶 8g，干姜 8g，白蔹 5g，防风 5g，大枣 8g。

【经典方证】

虚劳诸不足，风气百疾，薯蓣丸主之。（《金匮要略·血痹虚劳病脉证并治第六》）

【方证要点】治虚劳气血俱虚，阴阳失调，外兼风邪，头晕目花，消瘦乏力，心悸气短，不思饮食，胃脘痛，闭经，月经不调，骨节酸痛，微有寒热。

【适用病症】

（1）白癜风 患者面黄肌瘦，畏寒肢冷，头晕目花，自汗盗汗，气短乏

力，心悸不眠，不思饮食，胃脘痛，痹症，闭经，月经不调，骨节酸痛，微有寒热，可投本方酌加补骨脂、白芷、菟丝子、黑芝麻、苏叶、藿香等中药治疗。

（2）艾滋病 患者形销骨立，大肉尽脱，畏寒肢冷，头晕目花，自汗盗汗，气短乏力，心悸不眠，不思饮食，胃痛腹痛，咳嗽泄泻，月经不调，骨节酸痛，微有寒热，可投本方化裁治疗。

（3）荨麻疹 患者面黄肌瘦，畏寒肢冷，头晕目花，自汗盗汗，气短乏力，心悸不眠，不思饮食，胃脘痛，痹证，闭经，月经不调，骨节酸痛，微有寒热，可投本方酌加全蝎、荆芥、防风、路路通、蝉蜕等中药治疗。

（4）硬皮病 患者面黄肌瘦，畏寒肢冷，头晕目花，自汗盗汗，气短乏力，心悸不眠，不思饮食，胃脘痛，痹证，闭经，月经不调，骨节酸痛，微有寒热，可投本方酌加木香、山萸肉等中药治疗。

（5）斑秃 患者面黄肌瘦，畏寒肢冷，头晕目花，自汗盗汗，容易感冒，气短乏力，心悸不眠，不思饮食，胃脘痛，痹证，闭经，月经不调，骨节酸痛，可投本方酌加制首乌、补骨脂、菟丝子等中药治疗。

（6）过敏性紫癜 患者面黄肌瘦，畏寒肢冷，头晕目花，自汗盗汗，气短乏力，心悸不眠，不思饮食，胃脘痛，痹证，闭经，月经不调，骨节酸痛，微有寒热，可投本方酌加仙鹤草、藕节、制附子等中药治疗。

（7）系统性红斑狼疮 患者面黄肌瘦，畏寒肢冷，头晕目花，自汗盗汗，气短乏力，心悸不眠，毛发脱落，不思饮食，胃脘痛，痹证，闭经，月经不调，骨节酸痛，微有寒热，可投本方治疗。

（8）带状疱疹后遗神经痛 患者面黄肌瘦，畏寒肢冷，头晕目花，自汗盗汗，气短乏力，心悸不眠，不思饮食，微有寒热，可投本方酌加全蝎、蜈蚣等中药治疗。

（9）瘙痒症 患者面黄肌瘦，畏寒肢冷，头晕目花，自汗盗汗，气短乏力，心悸不眠，不思饮食，胃脘痛，痹证，闭经，月经不调，骨节酸痛，微有寒热，可投本方酌加制首乌、刺蒺藜、荆芥、防风等中药治疗。

（10）硬化萎缩性苔藓、闭塞性干燥性龟头炎 患者面黄肌瘦，畏寒肢冷，头晕目花，自汗盗汗，气短乏力，心悸不眠，不思饮食，可投本方长期小剂量服用。

【注意事项】本方制成膏方服用更方便，长期应用定期检查肝肾功能。

酸枣仁汤

（《金匮要略》）

【药物组成】酸枣仁二升　甘草一两　知母二两　茯苓二两　芎䓖二两，深师有生姜二两

【服用方法】上五味，以水八升，煮酸枣仁，得六升，内诸药，煮取三升，分温三服。

【功　　用】养血安神，清热除烦。

【今用处方】酸枣仁15~30g，炙甘草10g，知母12g，茯苓15g，川芎15g。

【经典方证】

虚劳虚烦不得眠，酸枣仁汤主之。(《金匮要略·血痹虚劳病脉证并治第六》)。

【方证要点】主治肝血不足，虚热内扰证。虚烦失眠，心悸不安，头目眩晕，咽干口燥，舌红，脉弦细。

【适用病症】

（1）**白癜风**　患者虚烦失眠，心悸不安，头目眩晕，咽干口燥，舌红，脉弦细，可投本方合甘麦大枣汤，酌加补骨脂、五味子、制首乌、菟丝子等中药治疗。

（2）**带状疱疹后遗神经痛**　患者胸胁带状疱疹皮疹结痂后仍然疼痛不已，伴心烦易怒，口干口苦，失眠多梦，纳差，舌红苔少，脉弦，可投本方合一贯煎，酌加杭菊、延胡索、全蝎等中药治疗。

（3）**荨麻疹**　患者虚烦失眠，心悸不安，头目眩晕，咽干口燥，舌红，脉弦细，可投本方合过敏煎治疗。

（4）**斑秃**　患者虚烦失眠，心悸不安，头目眩晕，咽干口燥，舌红，脉弦细，可投本方合逍遥散，酌加制首乌、菟丝子等中药治疗。

（5）**黄褐斑**　患者虚烦失眠，心悸不安，头目眩晕，咽干口燥，舌红，脉弦细，可投本方合二至丸酌加菟丝子等中药治疗。

（6）瘙痒症　患者周身瘙痒或肛门外阴瘙痒，伴虚烦失眠，心悸不安，头目眩晕，咽干口燥，舌红，脉弦细，可投本方合甘麦大枣汤治疗。

【注意事项】

（1）酸枣仁、知母有缓下作用，故腹泻或大便溏者减量使用。

（2）平时多吃百合、莲子、红枣。

苇茎汤

（《金匮要略》《备急千金要方》）

【药物组成】苇茎二升　薏苡仁半升　桃仁五十枚　瓜瓣半升

【服用方法】上四味，以水一斗，先煮苇茎，得五升，去滓，内诸药，煮取二升，服一升，再服当吐如脓。

【功　　用】清肺化痰，逐瘀排脓。

【今用处方】苇茎 60g，薏苡仁 30g，瓜瓣 30~60g，桃仁 12g。

【经典方证】

治咳有微热，烦满，胸中甲错，是为肺痈。（《金匮要略·肺痿肺痈咳嗽上气病脉证治第七》）

【方证要点】以胸痛，咳嗽，吐腥臭痰或吐脓血，舌红苔黄腻，脉滑数为辨证要点。

【适用病症】

（1）痤疮　患者体质壮实，以丘疹和脓疱为主要皮疹，皮脂溢出明显，口苦，便秘，舌红或舌有瘀点，脉弦，可投本方合小柴胡汤，或大柴胡汤酌加藿香、薏苡仁、白芷、连翘等中药治疗。

（2）掌跖脓疱病、脓疱型银屑病、连续性肢端皮炎　患者体质壮实，若见口苦，便秘，舌红或舌有瘀点，脉弦，可投本方酌加土茯苓、连翘、薏苡仁、白芷、蒲公英等中药治疗。

【注意事项】瓜瓣可用冬瓜子代替。

麦门冬汤

（《金匮要略》）

【药物组成】麦门冬七升　半夏一升　人参二两　甘草二两　粳米三合　大枣十二枚

【服用方法】上六味，以水一斗二升，煮取六升，温服一升，日三夜一服。

【功　　用】滋养肺胃，降逆下气。

【今用处方】麦门冬30~60g，制半夏15g，党参15g，炙甘草10g，山药（代粳米）30g，大枣15g。

【经典方证】

火逆上气，咽喉不利，止逆下气者，麦门冬汤主之。（《金匮要略·肺痿肺痈咳嗽上气病脉证治第七》）

【方证要点】

（1）虚热肺痿。咳嗽气喘，咽喉不利，咯痰不爽，或咳唾涎沫，口干咽燥，手足心热，舌红少苔，脉虚数。

（2）胃阴不足证。呕吐，纳少，呃逆，口渴咽干，舌红少苔，脉虚数。

【适用病症】

（1）银屑病　患者皮疹以红斑丘疹鳞屑为主，伴口渴、口苦、咽喉干燥，心烦易怒，失眠便秘，舌红，脉数，可投本方合泻心汤或黄连解毒汤，酌加竹叶、石膏、白鲜皮、地骨皮、地肤子、土茯苓、菝葜等中药治疗。患者若伴有过敏性鼻炎，在上述方案的基础上酌加细辛、麻黄、干姜等中药治疗。

（2）痤疮　患者咽喉不利，咯痰不爽，口渴咽干，舌红，脉数，可投本方合泻心汤，酌加浙贝母、薏苡仁、连翘等中药治疗。

（3）荨麻疹　患者口渴口苦，咽干，舌红，脉数，可投本方或合泻心汤，酌加荆芥、防风、路路通、蝉蜕等中药治疗。

（4）湿疹　患者口渴口苦，咽干，舌红，脉数，可投本方或合泻心汤，酌加白鲜皮、地骨皮、地肤子等中药治疗。

【注意事项】

（1）本方可以加工成粥食用，非常适用于老年以及食欲不振的患者。

（2）对于吞咽困难或食欲不振的患者，本方煎煮液可以少量多次服用。

奔豚汤

（《金匮要略》）

【药物组成】甘草　芎䓖　当归各二两　半夏四两　黄芩二两　生葛五两　芍药二两　生姜四两　甘李根白皮一升

【服用方法】上九味，以水二斗，煮取五升，温服一升，日三夜一服。

【功　　用】清热平肝，降逆止痛。

【今用处方】甘草 10g，川芎 10g，当归 10g，姜半夏 12g，黄芩 10g，葛根 30g，芍药 10g，生姜 12g，甘李根白皮（桑白皮）12g。

【经典方证】

奔豚气上冲胸，腹痛，往来寒热，奔豚汤主之。(《金匮要略·奔豚气病脉证治第八》)

【方证要点】有气从腹上直冲胸脘、咽喉，发作时痛苦剧烈，或腹痛，或往来寒热。

【适用病症】

（1）**白癜风**　患者精神高度紧张，心烦不寐，咽喉不适，有气从腹上直冲胸脘、咽喉，发作时痛苦剧烈，或腹痛，可投本方酌加补骨脂、苏叶、煅龙骨、煅牡蛎等中药治疗。

（2）**荨麻疹**　患者若见精神紧张，有气从腹上直冲胸脘、咽喉，发作时痛苦剧烈，或腹痛，可投本方酌加荆芥、防风、路路通等中药治疗。

（3）**湿疹**　患者若见精神紧张，有气从腹上直冲胸脘、咽喉，发作时痛苦剧烈，或腹痛，可投本方酌加桂枝、白鲜皮、地骨皮、地肤子等中药治疗。

（4）**银屑病**　患者若见精神紧张，有气从腹上直冲胸脘、咽喉，发作时痛苦剧烈，或腹痛，可投本方酌加桂枝、乌梅、土茯苓、菝葜、白鲜皮等中药治疗。

【注意事项】忌海藻、菘菜、生葱。

瓜蒌薤白半夏汤

（《金匮要略》）

【药物组成】栝楼实一枚　薤白三两　半夏半斤　白酒一斗

【服用方法】上四味，同煮，取四升，温服一升，日三服。

【功　　用】行气解郁，通阳散结，祛痰宽胸。

【今用处方】栝楼实30~60g，薤白30g，姜半夏15~30g，白酒适量。

【经典方证】

（1）胸痹不得卧，心痛彻背者，栝楼薤白半夏汤主之。（《金匮要略·胸痹心痛短气病脉证治第九》）

【方证要点】**主治痰盛瘀阻胸痹证。症见胸中满痛彻背，背痛彻胸，不能安卧者，短气，或痰多黏而白，舌质紫暗或有暗点，苔白或腻，脉迟。**

【适用病症】

（1）带状疱疹、带状疱疹后遗神经痛　发生在胸背的带状疱疹或带状疱疹后遗神经痛若见胸中满痛彻背，背痛彻胸，不能安卧者，短气，或痰多黏而白，舌质紫暗或有暗点，苔白或腻，脉迟，可投本方酌加全蝎、蜈蚣、徐长卿等中药治疗。若见短气，气从胁下冲逆，上攻心胸，可合枳实薤白桂枝汤治疗。

（2）荨麻疹　患者若见胸中满痛彻背，背痛彻胸，不能安卧者，短气，气从胁下冲逆，或痰多黏而白，舌质紫暗或有暗点，苔白或腻，脉迟，可投本方合枳实薤白桂枝汤酌加路路通、石菖蒲、荆芥、防风、蝉蜕等中药治疗。

（3）银屑病　患者若见胸背痛，不能安卧者，短气，气从胁下冲逆，或痰多黏而白，舌质紫暗或有暗点，苔白或腻，脉迟，可投本方合枳实薤白桂枝汤酌加白鲜皮、地骨皮、地肤子、土茯苓等中药治疗。

（4）结节性痒疹　患者若见胸背痛，不能安卧者，短气，气从胁下冲逆，或痰多黏而白，舌质紫暗或有暗点，苔白或腻，脉迟，可投本方合枳实薤白桂枝汤酌加全蝎、蜈蚣、白鲜皮、地骨皮、地肤子、徐长卿等中药治疗。

【注意事项】白酒可用黄酒代替。

苓甘五味姜辛夏杏加大黄汤

（《金匮要略》）

【药物组成】茯苓四两　甘草三两　五味子半升　干姜三两　细辛三两　半夏半升　杏仁半升，去皮尖　大黄三两

【服用方法】上八味，以水一斗，煮取三升，去滓，温服半升，日三。

【功　　用】化饮降逆，清泄胃热。

【今用处方】茯苓30g，炙甘草10g，细辛12g，干姜12g，五味子10g，姜半夏15g，杏仁10g，大黄（或熟大黄）5~12g。

【经典方证】

水去呕止，其人形肿者，加杏仁主之。其证应内麻黄，以其人逐痹，故不内之。若逆而内之者，必厥。所以然者，以其人血虚，麻黄发其阳故也（苓甘五味姜辛夏杏汤经典方证）。若面热如醉，此为胃热上冲熏其面，加大黄以利之。（《金匮要略·痰饮咳嗽病脉证并治第十二》）

【方证要点】面部潮红灼热，对气候气温变化非常敏感，瘙痒明显，便秘，舌体胖大淡嫩，有齿痕，润滑。

【适用病症】

（1）白癜风　患者素有过敏性鼻炎，喷嚏连连，咽喉不适，常发咳嗽，舌胖大嫩，有齿痕，苔白润，脉浮，可投本方酌加补骨脂、白芷、鹿衔草、当归，制附子等中药治疗。

（2）痤疮　患者面色潮红，散在或密集丘疹和脓疱，舌胖大嫩，有齿痕，苔白润，脉浮，可投本方酌加浙贝母、银花藤、白芷、连翘、薏苡仁等中药治疗。

（3）激素依赖性皮炎　患者面部弥漫性潮红，灼热瘙痒难耐，干燥紧绷脱屑，散在或密集丘疹和脓疱，舌胖大嫩，有齿痕，苔白润，脉浮，可投本方合五苓散酌加白芷、薏苡仁、白鲜皮、地骨皮、地肤子、荆芥、防风等中药治疗。

（4）酒糟鼻　患者鼻部毛细血管扩张明显，反复起丘疹和脓疱，灼热疼痛，面色潮红，散在或密集丘疹和脓疱，舌胖大嫩，有齿痕，苔白润，脉浮，可投本方酌加赤芍、浙贝母、白芷、连翘、薏苡仁等中药治疗。

（5）银屑病 患者皮疹以斑块和干燥性鳞屑为主，舌胖大嫩，有齿痕，苔白润，脉浮，可投本方酌加乌梅、薏苡仁、土茯苓、白鲜皮、白术等中药治疗。

【注意事项】腹泻患者可用少量熟大黄代替大黄。

大黄牡丹汤

（《金匮要略》）

【药物组成】大黄四两　牡丹一两　桃仁五十个　瓜子半升　芒硝三合

【服用方法】上五味，以水六升，煮取一升，去滓，内芒硝，再煎沸，顿服之。有脓当下，如无脓，当下血。

【功　　用】泻热破瘀，散结消肿。

【今用处方】大黄10g，丹皮10g，桃仁20g，冬瓜仁30g，芒硝10g。

【经典方证】

肠痈者，少腹肿痞，按之即痛如淋，小便自调，时时发热，自汗出，复恶寒。其脉迟紧者，脓未成，可下之，当有血。脉洪数者，脓已成，不可下也。大黄牡丹汤主之。(《金匮要略·疮痈肠痈浸淫病脉证并治第十八》)

【方证要点】本证为热毒内蕴，营血瘀结于肠中，经脉不通所致。以少腹硬块（右下），疼痛拒按，发热恶寒为特点，全身症状可见口渴，汗出，面赤，便干，舌红苔黄，脉弦数或迟紧。无论有脓无脓均可用本方。

【适用病症】

（1）痤疮 聚合性痤疮、囊肿性痤疮和丘疹脓疱型痤疮患者体质壮实，口渴，汗出，面赤，便干，或有腹痛拒按，舌红苔黄，脉弦数或迟紧，可投本方治疗。

（2）银屑病 患者体质壮实，口渴，汗出，面赤，便干，或有腹痛拒按，舌红苔黄，脉弦数或迟紧，可投本方治疗酌加菝葜、薏苡仁、紫草、槐花、白鲜皮等中药治疗。

（3）湿疹 患者体质壮实，口渴，汗出，面赤，便干，或有腹痛拒按，舌红苔黄，脉弦数或迟紧，可投本方酌加土茯苓、白鲜皮、地骨皮、地肤子等中药治疗。

（4）荨麻疹 患者体质壮实，口渴，汗出，面赤，便干，或有腹痛拒按，舌红苔黄，脉弦数或迟紧，可投本方酌加荆芥、防风、蝉蜕、路路通等中药治疗。

（5）过敏性紫癜 患者体质壮实，咽喉疼痛，腹痛拒按，大便秘结，舌红，苔黄，脉数，可投本方酌加槐花、地榆炭、生地炭、赤芍等中药治疗。

【注意事项】脾胃虚寒者慎用。

半夏厚朴汤

（《金匮要略》）

【药物组成】半夏一升　厚朴三两　茯苓四两　生姜五两　干苏叶二两

【服用方法】上五味，以水七升，煮取四升，分温四服，日三夜一服。

【功　　用】行气散结，降逆化痰。

【今用处方】制半夏15~30g，厚朴15g，茯苓20g，生姜15g，苏叶10g。

【经典方证】

妇人咽中如有炙脔，半夏厚朴汤主之。（《金匮要略·妇人杂病脉证并治第二十二》）

【方证要点】主治梅核气。咽中如有物阻，咯吐不出，吞咽不下，胸膈满闷，或咳或呕，或口腔、鼻腔、胃肠道、皮肤等躯体有异物感，舌苔白润或白滑，脉弦缓或弦滑。

【适用病症】

（1）白癜风 患者若见精神忧郁，失眠多梦，咽喉不适，脘腹胀闷，舌苔白润，脉弦，可投本方合七宝美髯丹治疗，或合柴胡加龙骨牡蛎汤酌加补骨脂、苏叶、菟丝子等中药治疗。

（2）荨麻疹 患者若见精神忧郁，失眠多梦，咽喉不适，脘腹胀闷，舌苔白润，脉弦，可投本方酌加荆芥、防风、煅龙骨、煅牡蛎、路路通、蝉蜕等中药治疗。

（3）银屑病 患者若见精神忧郁，失眠多梦，咽喉不适，脘腹胀闷，舌苔白润，脉弦，可投本方酌加补骨脂、菝葜、乌梅、土茯苓、白鲜皮等中药治疗。

【注意事项】

（1）适用本方者，病情易反复，情绪易波动，须配合心理疏导。

（2）孕妇慎用。

甘麦大枣汤

（《金匮要略》）

【药物组成】甘草三两　小麦一升　大枣十枚

【服用方法】上三味，以水六升，煮取三升，温分三服。亦补脾气。

【功　　用】养心安神，补脾和中。

【今用处方】甘草15g，小麦15g，大枣15g。

【经典方证】

妇人脏躁，喜悲伤欲哭，象如神灵所作，数欠伸，甘麦大枣汤主之。（《金匮要略·妇人杂病脉证并治第二十二》）

【方证要点】主治脏躁。症见精神恍惚，常悲伤欲哭，不能自主，心中烦乱，睡眠不安，甚则言行失常，呵欠频作，舌淡红苔少，脉细微数。

【适用病症】

（1）白癜风　患者精神恍惚，常悲伤欲哭，不能自主，心烦失眠，甚则言行失常，呵欠频作，舌淡红苔少，脉细微数，可投本方合百合地黄汤合桂枝加龙骨牡蛎汤酌加补骨脂、白芷、阿胶、制首乌、菟丝子、酸枣仁等中药治疗。

（2）荨麻疹　患者精神恍惚，常悲伤欲哭，不能自主，心烦失眠，甚则言行失常，呵欠频作，舌淡红苔少，脉细微数，可投本方合桂枝加龙骨牡蛎汤酌加路路通、乌梅、五味子等中药治疗。

（3）瘙痒症　患者周身瘙痒或外阴肛门瘙痒，伴有精神恍惚，常悲伤欲哭，不能自主，心烦失眠，甚则言行失常，呵欠频作，舌淡红苔少，脉细微数，可投本方合当归饮子治疗。

（4）拔毛癖、咬甲癖、寄生虫幻想症　患者精神恍惚，常悲伤欲哭，不能自主，心烦失眠，甚则言行失常，呵欠频作，舌淡红苔少，脉细微数，可投本方合逍遥散或柴胡加龙骨牡蛎汤治疗。

（5）皮肤灼痛症　患者周身皮肤疼痛或灼痛，精神恍惚，常悲伤欲哭，不能自主，心烦失眠，甚则言行失常，呵欠频作，舌淡红苔少，脉细微数，可投本方合逍遥散或柴胡加龙骨牡蛎汤治疗。

（6）多汗症　手足、腋窝、外阴和肛门多汗或周身多汗，精神恍惚，常悲伤欲哭，不能自主，心烦失眠，甚则言行失常，呵欠频作，舌淡红苔少，脉细微数，可投本方合方逍遥散酌加煅龙骨、煅牡蛎治疗。

【注意事项】配合心理疏导有助于提高临床疗效。

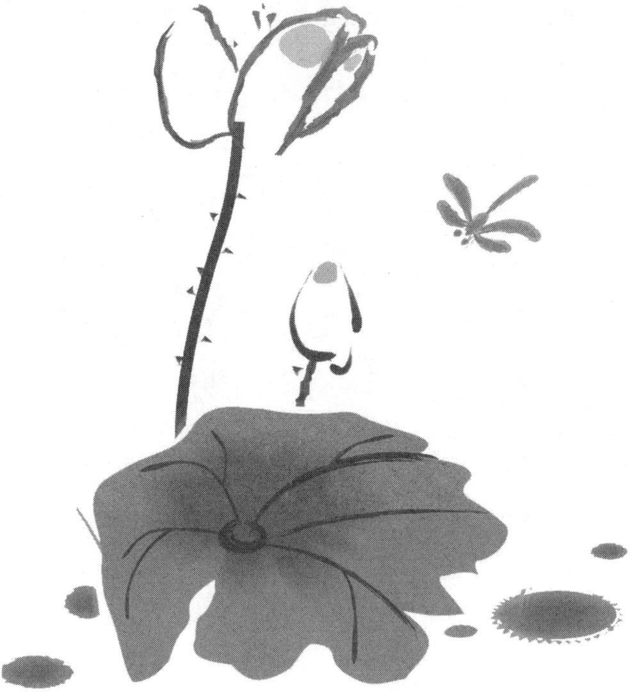

时方

解表剂

止嗽散

（《医学心悟》）

【药物组成】桔梗炒　荆芥　紫菀蒸　百部蒸　白前蒸，各二斤　甘草炒，十二两　陈皮水洗去白，一斤

【服用方法】上共研细末，每服三钱，食后，临卧时开水调服，初感风寒者，用生姜汤调下。

【功　　用】宣肺疏风，止咳化痰。

【今用处方】桔梗12g，荆芥12g，紫菀12g，百部12g，白前12g，炒甘草10g，陈皮10g。

【方证要点】咳而咽痒，咯痰不爽，或微有恶风发热，舌苔薄白，脉浮缓。

【适用病症】

荨麻疹　患者风团淡红或肤色，咳而咽痒，咯痰不爽，或微有恶风发热，舌苔薄白，脉浮缓，可投本方酌加荆芥、防风、路路通、蝉蜕等中药治疗。汗出者合方桂枝汤，口苦者合方小柴胡汤应用，也可合方柴桂汤治疗。

【注意事项】痰中带血者慎用。阴虚劳嗽者，不宜使用。

银翘散

（《温病条辨》）

【药物组成】连翘一两　银花一两　苦桔梗六钱　薄荷六钱　竹叶四钱　生甘草五钱　芥穗四钱　淡豆豉五钱　牛蒡子六钱

【服用方法】上杵为散。每服六钱，鲜苇根汤煎，香气大出，即取服，勿过煮。肺药取轻清，过煮则味厚而入中焦矣。病重者约二时一服，日三服，夜

一服；轻者三时一服，日二服，夜一服，病不解者作再服。

【功　　用】辛凉透表，清热解毒。

【今用处方】连翘30g，银花30g，桔梗18g，薄荷18g，竹叶12g，甘草10g，芥穗12g，淡豆豉10g，牛蒡子15g，芦根10g。

【方证要点】温病初起，发热无汗，或有汗不畅，微恶寒，头痛口渴，咳嗽咽痛，舌尖红，苔薄白或薄黄，脉浮数。

【适用病症】

（1）荨麻疹　患者风团鲜红灼热，瘙痒明显，自觉发热，微恶寒，头痛口渴，咳嗽咽痛，舌尖红，苔薄白或薄黄，脉浮数者，可投本方治疗。

（2）银屑病　点滴状银屑病，患者伴有自觉发热，微恶寒，头痛口渴，咳嗽咽痛，舌尖红，苔薄白或薄黄，脉浮数者，可投本方治疗。

（3）激素依赖性皮炎　患者面部红斑灼热瘙痒，口渴，咽痛，舌尖红，苔薄白或薄黄，脉浮数者，可投本方酌加生地100~250g治疗。

（4）水痘、风疹、麻疹、单纯疱疹、手足口病　患者发热无汗，或有汗不畅，微恶寒，头痛口渴，咳嗽咽痛，舌尖红，苔薄白或薄黄，脉浮数者，可投本方合小柴胡汤治疗。

（5）粉刺　患者面部以炎性红色丘疹脓疱为主，伴有口渴，咽痛，舌尖红，苔薄白或薄黄，脉浮数者，可投本方治疗。

（6）玫瑰糠疹　患者皮疹鲜红，自觉发热，微恶寒，头痛口渴，咳嗽咽痛，舌尖红，苔薄白或薄黄，脉浮数者，可投本方酌加紫草、生地、白鲜皮治疗。

【注意事项】

（1）方中药物多为芳香轻宣之品，不宜久煎，“过煮则味厚入中焦矣”。

（2）风寒感冒者不适用，其表现为恶寒重，发热轻，无汗，头痛，鼻塞，流清涕，喉痒咳嗽。

（3）脾胃虚寒，症见腹痛、喜暖、泄泻者慎用。

桑菊饮

（《温病条辨》）

【药物组成】杏仁二钱　连翘一钱五分　薄荷八分　桑叶二钱五分　菊花一钱　苦桔梗二钱　生甘草八分　苇根二钱

【服用方法】水二杯，煮取一杯，日二服。

【功　　用】辛凉解表，疏风清热，宣肺止咳。

【今用处方】杏仁 10g，连翘 15g，薄荷 10g，桑叶 10g，菊花 10g，桔梗 12g，甘草 10g，苇根 12g。

【方证要点】**主治风温初起，咳嗽，身热不甚，口微渴，苔薄白，脉浮数者。**

【适用病症】

（1）激素依赖性皮炎、接触性皮炎　患者皮疹以红斑肿胀为主，自觉灼热瘙痒，咽痛，大便干，舌尖红，苔薄白，脉浮数，可投本方酌加柴胡、黄芩、生地等中药治疗。

（2）银屑病　患者皮疹以点滴状丘疹为主，伴轻度咳嗽，咽痛，大便干，舌尖红，苔薄白，脉浮数，可投本方酌加柴胡、黄芩、菝葜、银花等中药治疗。

（3）痤疮　患者面部散发或密集炎性丘疹，脓疱，皮脂溢出，伴咽痛，大便干，舌尖红，苔薄白，脉浮数，可投本方酌加柴胡、黄芩、银花、白芷等中药治疗。

（4）荨麻疹　患者周身散发或泛发鲜红色风团，自觉灼热瘙痒，咳嗽咽痛，大便干，舌尖红，苔薄白，脉浮数，可投本方酌加荆芥、防风、路路通、柴胡、黄芩等中药治疗。

（5）湿疹　患者周身散发丘疹、红斑、水疱，自觉瘙痒明显，伴咳嗽咽痛，大便干，舌尖红，苔薄白，脉浮数，可投本方酌加柴胡、黄芩、土茯苓、草薢、荆芥、防风等中药治疗。

（6）玫瑰糠疹　患者躯干四肢近心端散发或泛发红斑鳞屑，瘙痒不一，伴咳嗽咽痛，便干，舌尖红，苔薄白，脉浮数，可投本方酌加柴胡、黄芩、生地、紫草等中药治疗。

【注意事项】若风寒感冒，不宜使用。

升麻葛根汤

（《太平惠民和剂局方》）

【药物组成】升麻　白芍药　甘草炙，各十两　葛根十五两

【服用方法】上为粗末。每服三钱，用水一盏半，煎取一中盏，去滓，稍热服，不拘时候，一日二三次。以病气去，身清凉为度。

【功　　用】解肌透疹。

【今用处方】升麻15g，白芍15g，炙甘草10g，葛根50g。

【方证要点】主治麻疹初起。疹发不出或出而不畅，身热头痛，咳嗽，目赤流泪，口渴，舌红脉数。

【适用病症】

（1）麻疹、风疹、带状疱疹、单纯疱疹、手足口病、水痘　疹发不出或出而不畅，身热头痛，咳嗽，目赤流泪，口渴，舌红，苔薄而干，脉浮数，可投本方合小柴胡汤治疗。

（2）荨麻疹　患者周身起鲜红色风团，自觉灼热瘙痒，身热头痛，咳嗽，目赤流泪，口渴，舌红，苔薄而干，脉浮数，可投本方合小柴胡汤酌加蝉蜕、荆芥、防风等中药治疗。

（3）湿疹、脂溢性皮炎　患者面部起红斑、丘疹、油腻性鳞屑，自觉瘙痒，身热头痛，咳嗽，目赤流泪，口渴，舌红，苔薄而干，脉浮数，可投本方酌加土茯苓、荆芥、防风等中药治疗。

（4）银屑病　患者周身散在大量丘疹，鳞屑，伴身热头痛，咳嗽，目赤流泪，口渴，舌红，苔薄而干，脉浮数，可投本方合小柴胡汤酌加土茯苓治疗。

【注意事项】若麻疹已透，或疹毒内陷而见气急而粗、喘息抬肩、鼻翼煽动者，则当禁用。

荆防败毒散

（《摄生众妙方》）

【药物组成】荆芥　防风　茯苓　独活　柴胡　前胡　川芎　枳壳　羌活　桔梗各一钱五分　甘草五分

【服用方法】用水一盅半，煎至八分，温服。

【功　　用】发汗解表，散风祛湿。

【今用处方】荆芥10g，防风10g，茯苓10g，独活10g，柴胡10g，前胡

10g，川芎10g，枳壳10g，羌活10g，桔梗10g，甘草10g。

【方证要点】**用于“流感”、感冒等病证初起，出现恶寒、发热、无汗、剧烈头痛、肌肉关节酸痛，舌苔白腻，脉浮或浮紧者。本方亦可用于痢疾、疮痈初起而有表寒证者。**

【适用病症】

(1)荨麻疹 荨麻疹患者若见恶寒、发热、无汗、头痛、肌肉关节酸痛，舌苔白腻，脉浮或浮紧者，可投本方酌加路路通、蝉蜕等中药治疗。

(2)脂溢性皮炎 患者面部毛孔粗大，皮脂溢出，面部弥漫性油腻性鳞屑，灼热瘙痒明显，舌淡，苔薄白，脉浮，可投本方合五苓散治疗。若患者畏寒，有过敏性鼻炎，喷嚏连连，鼻塞，水鼻涕多，舌胖大，苔薄白，脉浮，可投本方合苓甘五味姜辛夏杏大黄汤治疗。

(3)湿疹 患者皮疹以渗出为主，伴恶寒、发热、无汗、头痛、肌肉关节酸痛，舌苔白腻，脉浮或浮紧者，可投本方酌加白鲜皮、土茯苓、苍术等中药治疗。

(4)银屑病 患者若见恶寒、发热、无汗、头痛、肌肉关节酸痛，舌苔白腻，脉浮或浮紧者，可投本方酌加土茯苓、菝葜等中药治疗。

(5)痤疮 患者平素畏寒，无汗、头痛、偶有肌肉关节酸痛，舌苔白腻，脉浮或浮紧者，可投本方酌加连翘、土茯苓、薏苡仁等中药治疗。

(6)带状疱疹 患者若见恶寒、发热、无汗、头痛、肌肉关节酸痛，舌苔白腻，脉浮或浮紧者，可投本方合五苓散治疗。

(7)扁平苔藓 患者若见恶寒、发热、无汗、头痛、肌肉关节酸痛，舌苔白腻，脉浮或浮紧者，可投本方合桂枝茯苓丸治疗。

(8)结节性痒疹 患者若见恶寒、发热、无汗、头痛、肌肉关节酸痛，舌苔白腻，脉浮或浮紧者，可投本方酌加全蝎治疗。

(9)掌跖脓疱病 患者手足红肿，密集脓疱夹杂大量鳞屑，反复发作，自觉灼热瘙痒，常有头痛头昏，畏寒，舌苔白腻，脉浮或浮紧者，可投本方酌加菝葜、薏苡仁、连翘、土茯苓等中药治疗。

(10)异位性皮炎 患者皮疹干燥脱屑，局部渗出明显，自觉瘙痒，虚烦失眠，舌苔白腻，脉浮，可投本方合交泰丸治疗。

【注意事项】虚人感冒适用，素体实热者不适用。

防风通圣散

（《黄帝素问宣明论方》）

【药物组成】 防风　川芎　当归　芍药　大黄　薄荷叶　麻黄　连翘　芒硝各半两　石膏　黄芩　桔梗各一两　滑石三两　甘草二两　荆芥　白术　栀子各一分

【服用方法】 上为末，每服二钱，水一大盏，生姜三片，煎至六分，温服。

【功　　用】 解表攻里，发汗达表，疏风退热。

【今用处方】 防风10g，川芎10g，当归10g，芍药10g，大黄5~10g，薄荷10g，麻黄10g，连翘15g，芒硝10g，石膏10g，黄芩10g，桔梗10g，滑石15g，甘草10g，荆芥10g，白术10g，栀子10g。

【方证要点】 **主治表里俱实证。憎寒壮热，头目昏眩，偏正头痛，目赤睛痛，口苦口干，咽喉不利，胸膈痞闷，咳呕喘满，涕唾稠黏，大便秘结，小便赤涩；疮疡肿毒，肠风痔漏，瘙痒瘾疹，苔腻微黄，脉数。**

【适用病症】

（1）荨麻疹　患者体质壮实，平素畏寒壮热无汗，口苦咽干，便秘溲赤，苔黄，脉浮数，可投本方酌加路路通治疗。

（2）银屑病　患者体质壮实，皮肤干燥。皮疹以斑块，干燥性鳞屑为主，平素畏寒壮热无汗，口苦咽干，便秘溲赤，苔黄，脉浮数，可投本方酌加蒺藜、乌梅、白鲜皮、地骨皮等中药治疗。

（3）湿疹、瘙痒症　患者体质壮实，皮肤干燥。皮疹以丘疹，红斑、鳞屑为主，无明显渗出，平素畏寒壮热无汗，口苦咽干，便秘溲赤，苔黄，脉浮数，可投本方酌加白鲜皮、地骨皮治疗。

（4）痤疮、脂溢性皮炎　患者体质壮实，皮肤干燥。皮疹以炎性丘疹、脓疱为主，面部潮红，皮脂分泌旺盛，平素畏寒壮热无汗，口苦咽干，便秘溲赤，苔黄，脉浮数，可投本方酌加浙贝母、薏苡仁等中药治疗。

（5）玫瑰糠疹　患者体质壮实，皮肤干燥。皮疹以暗红斑、鳞屑为主，平素畏寒壮热无汗，口苦咽干，便秘溲赤，苔黄，脉浮数，可投本方酌加紫草、白鲜皮、地骨皮等中药治疗。

【注意事项】

（1）本方汗、下之力峻猛，有损胎气，虚人及孕妇慎用。若时毒饥馑之后胃气亏损者，须当审察，非大满大实不用。荆芥、麻黄、防风疏风解表，使在皮肤的风热之邪得汗而泄，但麻黄量不宜太大，少用即可。

（2）体弱便溏者慎用。

五积散

（《仙授理伤续断秘方》）

【药物组成】 苍术　桔梗各二十两　枳壳　陈皮各六两　芍药　白芷　川芎　川当归　甘草　肉桂　茯苓　半夏汤泡，各三两　厚朴　干姜各四两　麻黄去根、节，六两

【服用方法】 上除枳壳、肉桂二味，余锉细，用慢火炒，令色转，摊冷，次入枳壳、桂末令匀。每服三钱，水一盏，加生姜三片，煎至半盏，去滓，热服；凡被伤头痛，伤风发寒，每服二钱，加生姜、葱白煎，食后服。

【功　　用】 散寒祛湿，理气活血，化痰消积。

【今用处方】 白芷 6g，川芎 10g，炙甘草 10g，茯苓 10g，当归 10g，肉桂 10g，芍药 10g，半夏 10g。陈皮 10g，枳壳 10g，麻黄 10g，苍术 10g，干姜 10g，桔梗 10g，厚朴 10g。

【方证要点】 治少阴伤寒，及外感风寒，内伤生冷，身热无汗，头痛身痛，项背拘急，胸满恶食，呕吐腹痛，寒热往来，脚气肿痛，冷秘寒疝，寒疟，恶寒无汗，妇人经水不调。以恶寒无汗、身痛、呕吐、胸腹胀满或疼痛，经闭，苔白腻，脉沉迟等症为辨证论治要点。

【适用病症】

（1）白癜风　患者体质壮实，若见恶寒无汗、身痛、呕吐、胸腹胀满或疼痛，苔白腻，脉沉迟，可投本方酌加补骨脂、菟丝子、苏叶等中药治疗。

（2）湿疹、荨麻疹　患者体质壮实，若见恶寒无汗、身痛、呕吐、胸腹胀满或疼痛，苔白腻，脉沉迟，可投本方治疗。

（3）头皮糠疹　患者体质壮实，若见恶寒无汗、身痛、呕吐、胸腹胀满或疼痛，苔白腻，脉沉迟，可投本方合麻杏苡甘汤治疗。

（4）银屑病　患者体质壮实，若见恶寒无汗、身痛、呕吐、胸腹胀满或疼痛，苔白腻，脉沉迟，可投本方酌加补骨脂、乌梅治疗。

（5）黄褐斑　患者若见恶寒无汗、身痛、呕吐、胸腹胀满或疼痛，经闭，苔白腻，脉沉迟等症，可投本方治疗。

（6）瘙痒症　患者皮肤干燥，脱屑，素有畏寒无汗、身痛、胸腹胀满或疼痛，苔白腻，脉沉迟等症，可投本方治疗。

【注意事项】若患者热重于湿，壮热烦渴，舌苔黄腻，则不宜使用。

清咽利膈汤

（《证治准绳·幼科》）

【药物组成】元参　升麻　桔梗炒　甘草炒　茯苓　黄连炒　黄芩炒　牛蒡子炒，杵　防风　芍药炒，各等份

【服用方法】水煎服。

【功　　用】疏风清热，消肿止痛。

【今用处方】元参15g，升麻15g，桔梗15g，甘草10g，茯苓15g，黄连5g，黄芩12g，牛蒡子12g，防风10g，赤芍（或白芍）15g。

【方证要点】咽喉肿痛，痰涎壅甚，饮食难咽，语言不爽，舌苔黄，口渴口臭，目赤心烦，恶热。以咽喉腮舌肿痛为辨证要点。

【适用病症】

痤疮　患者面部或背部胸部散在或密集炎性红色丘疹、脓疱，伴咽喉肿痛，咽喉有少量黄痰，口渴口臭，心烦，舌苔黄，脉数，可投本方酌加柴胡、枳实等中药治疗。

【注意事项】脾胃虚弱者慎服。

和解剂

逍遥散

（《太平惠民和剂局方》）

【药物组成】甘草半两，微炙赤　当归去苗，锉，微炒　茯苓去皮，白者　芍药白者　白术　柴胡去苗，各一两

【服用方法】上为粗末，每服二钱，水一大盏，烧生姜一块切破，薄荷少许，同煎至七分，去渣热服，不拘时候。

【功　　用】疏肝解郁，养血健脾。

【今用处方】柴胡12g，当归10g，白芍15g，白术15g，茯苓12g，炙甘草10g，生姜10g，薄荷6g。

【方证要点】主治肝郁血虚脾弱证。两胁作痛，神疲食少，或月经不调，脉弦而虚。

【适用病症】

（1）白癜风　青中年患者若见情绪焦虑，心烦失眠，纳差疲倦，女性月经不调，脉弦，均可投本方酌加补骨脂、白芷、女贞子、旱莲草、菟丝子、苏叶、鸡血藤等中药治疗。

（2）黄褐斑　青中年患者若见情绪焦虑，心烦失眠，纳差疲倦，女性月经不调，痛经，脉弦，均可投本方合当归芍药散酌加女贞子、旱莲草、菟丝子、枳实等中药治疗。

（3）带状疱疹　患者若见情绪焦虑，心烦失眠，纳差疲倦，女性月经不调，脉弦，均可投本方酌加全蝎、蜈蚣，香附、陈皮等中药治疗。

（4）痤疮　患者若见情绪焦虑，心烦失眠，纳差疲倦，女性月经不调，脉弦，均可投本方酌加桔梗、白芷、葛根、山楂、薏仁、陈皮等中药治疗。

（5）斑秃　患者若见情绪焦虑，心烦失眠，纳差疲倦，女性月经不调，

脉弦，均可投本方合桂枝加龙骨牡蛎汤酌加菟丝子、制首乌、补骨脂等中药治疗。

【注意事项】

（1）可制成丸剂服用。

（2）易腹泻者，白芍剂量根据具体情况酌减。

清热剂

清营汤

（《温病条辨》）

【药物组成】犀角三钱，水牛角代替　生地黄五钱　元参三钱　竹叶心一钱　麦冬三钱　丹参二钱　黄连一钱五分　银花三钱　连翘二钱，连心用

【服用方法】上药，水八杯，煮取三杯，日三服。

【功　　用】清营解毒，透热养阴。

【今用处方】水牛角（代犀角）30g，生地 15~250g，元参 15g，竹叶心 10g，麦冬 30g，丹参 15g，黄连 5g，银花 15~30g，连翘 15~30g。

【方证要点】身热夜甚，神烦少寐，时有谵语，目常喜开或喜闭，口渴或不渴，斑疹隐隐，脉细数，舌绛而干。

【适用病症】

（1）荨麻疹　若见风团鲜红，灼热，瘙痒，口渴脉细数，舌红或绛而干，可投本方酌加荆芥，防风、路路通治疗。

（2）银屑病、毛发红糠疹、玫瑰糠疹、多形红斑　临床上表现为红斑、鳞屑为主的皮肤病，若见皮疹鲜红，灼热，口渴脉细数，舌红或绛而干，可投本方治疗。

（3）白色萎缩、变应性皮肤血管炎、过敏性紫癜　若见紫癜鲜红，灼热，口渴，脉细数，舌红或绛而干，可投本方治疗，生地用 30~200g。

（4）药物性皮炎　若见皮疹鲜红，灼热，口渴，脉细数，舌红或绛而干，可投本方加土茯苓 30~100g 治疗，生地可用至 150~250g。

（5）接触性皮炎　皮疹鲜红肿胀，渗出倾向，大便结、溲短赤、苔黄燥或黄腻，可投本方酌加丹皮、赤芍、紫草等中药治疗，严重者生地用 100~250g。

【注意事项】使用本方应注意舌诊，以舌绛而干为要。原著云：“舌白滑

者，不可与也。”并在该条自注中说“舌白滑，不惟热重，湿亦重矣，湿重忌柔润药”，以防滋腻而助湿留邪。

犀角地黄汤

（《备急千金要方》）

【药物组成】犀角一两，水牛角代替　生地黄八两　芍药三两　牡丹皮二两

【服用方法】上药四味，㕮咀，以水九升，煮取三升，分三服。

【功　　用】清热解毒，凉血散瘀。

【今用处方】水牛角（代犀角）60~100g，生地 30~150g，芍药 15~30g，丹皮 12g。

【方证要点】**热扰心神，身热谵语，舌绛起刺，脉细数；热伤血络，斑色紫黑、吐血、衄血、便血、尿血等，舌红绛，脉数；蓄血瘀热，喜忘如狂，漱水不欲咽，大便色黑易解等。**

【适用病症】

（1）红皮病　患者若见皮疹紫黑，心烦失眠易怒，舌绛起刺，脉细数，可投本方合清营汤治疗。

（2）银屑病　患者若见皮疹紫黑，心烦失眠易怒，舌绛起刺，脉细数，可投本方治疗。

（3）接触性皮炎　患者若见皮疹红肿紫黑，心烦失眠易怒，舌绛起刺，脉细数，可投本方治疗。

（4）丹毒　患者若见皮疹紫黑肿胀，心烦失眠易怒，舌绛起刺，脉细数，可投本方酌加银花、连翘、紫草等中药治疗。

（5）荨麻疹　患者若见风团紫黑肿胀，心烦失眠易怒，舌绛起刺，脉细数，可投本方酌加紫草等中药治疗。

（6）系统性红斑狼疮　患者面部手指皮疹紫黑肿胀，心烦失眠易怒，舌绛起刺，脉细数，可投本方酌加银花、青蒿、连翘、紫草等中药治疗。

（7）过敏性紫癜　患者若见紫癜颜色紫黑，心烦失眠易怒，舌绛起刺，脉细数，可投本方酌加紫草、牛膝等中药治疗。

（8）痤疮　患者面部以炎性丘疹和脓疱为主，伴有心烦失眠易怒，舌绛

起刺，脉细数，可投本方酌加银花、连翘、薏苡仁等中药治疗。

（9）玫瑰糠疹 患者若见皮疹紫黑，心烦失眠易怒，舌绛起刺，脉细数，可投本方酌加紫草、石膏等中药治疗。

【注意事项】阳虚失血、脾胃虚弱者忌用。

清瘟败毒饮

（《疫疹一得》）

【药物组成】生石膏大剂六两至八两，中剂二两至四两，小剂八钱至一两二钱 小生地大剂六钱至一两，中剂三钱至五钱，小剂二钱至四钱 乌犀角水牛角代，大剂六钱至八钱，中剂三钱至四钱，小剂二钱至四钱 真川连大剂六钱至四钱，中剂二钱至四钱，小剂一钱至钱半 生栀子 桔梗 黄芩 知母 赤芍 玄参 连翘 竹叶 甘草 丹皮

【服用方法】先煮石膏数十沸，后下诸药。犀角（水牛角代）磨汁和服（现代可水煎服）。

【功　　用】气血两清，清热解毒，凉血泻火。

【今用处方】石膏30~250g，生地30~250g，水牛角300~240g，川连5~18g，栀子10g，桔梗10g，黄芩10g，知母10g，赤芍10g，玄参10g，连翘15g，竹叶10g，甘草10g，丹皮10g。

【方证要点】主治温疫热毒，气血两燔证。大热渴饮，头痛如劈，干呕狂躁，谵语神昏，视物错瞀，或发斑疹，或吐血、衄血，四肢或抽搐，舌绛唇焦，脉沉数，可沉细而数，或浮大而数。以大热渴饮，头痛如劈，干呕狂躁，谵语神糊或发斑吐衄，四肢或抽搐，舌绛唇焦，脉数为辨证要点。

【适用病症】

（1）药疹 患者周身散发或泛发红斑肿胀，渗出，丘疹和水疱，肌肤灼热瘙痒，若见大热渴饮，心烦失眠，烦躁不安，舌绛唇焦，脉数，可投本方治疗，其中生地宜用60~250g。

（2）银屑病 患者周身散发或泛发红斑，丘疹和鳞屑，肌肤灼热瘙痒，若见大热渴饮，心烦失眠，烦躁不安，舌红，脉数，可投本方治疗。

（3）红皮病 患者周身散发或泛发红斑肿胀，渗出，丘疹和水疱，肌肤

灼热瘙痒，若见大热渴饮，心烦失眠，烦躁不安，舌绛唇焦，脉数，可投本方治疗，其中生地宜用 100~250g。

（4）荨麻疹 患者周身散发或泛发鲜红色风团，肌肤灼热瘙痒，若见大热渴饮，心烦失眠，烦躁不安，舌红，脉数，可投本方治疗。

【注意事项】本方为大寒解毒、气血两清之剂，能损人阳气，故素体阳虚，或脾胃虚弱者忌用。

黄连解毒汤

（《外台秘要》）

【药物组成】黄连三两　黄芩　黄柏各二两　栀子十四枚，擘

【服用方法】上四味，切，以水六升，煮取二升，分二服。

【功　　用】泻火解毒。

【今用处方】黄连 5~10g，黄芩 12g，黄柏 12g，栀子 12g。

【方证要点】大热烦躁，口燥咽干，错语不眠；或热病吐血、衄血；或热甚发斑，或身热下利，或湿热黄疸；或外科痈疡疔毒。小便黄赤，舌红苔黄，脉数有力。

【适用病症】

（1）激素依赖性皮炎 患者体质壮实，面赤，灼热，瘙痒，烦躁，口渴，小便黄赤，舌红苔黄，脉数有力，可投本方酌加生地 100~250g 治疗。

（2）湿疹、接触性皮炎 患者体质壮实，面赤，灼热，瘙痒，烦躁，口渴，小便黄赤，舌红苔黄，脉数有力，可投本方合导赤散酌加土茯苓、白鲜皮等中药治疗。

（3）痤疮、酒糟鼻 患者体质壮实，面赤，灼热，瘙痒，烦躁，口渴，小便黄赤，舌红苔黄，脉数有力，可投本方合枇杷清肺饮治疗。

（4）脓疱疮、毛囊炎 患者体质壮实，面赤，灼热，瘙痒，烦躁，口渴，小便黄赤，舌红苔黄，脉数有力，可投本方合五味消毒饮治疗。

（5）银屑病 患者体质壮实，面赤，灼热，瘙痒，烦躁，口渴，小便黄赤，舌红苔黄，脉数有力，可投本方合竹叶石膏汤治疗。

（6）过敏性紫癜 患者体质壮实，面赤，灼热，瘙痒，烦躁，口渴，小

便黄赤，舌红苔黄，脉数有力，可投本方酌加紫草、生地治疗。

（7）药疹 患者体质壮实，面赤，灼热，瘙痒，烦躁，口渴，小便黄赤，舌红苔黄，脉数有力，可投本方合方导赤散治疗。

（8）口腔溃疡，口腔扁平苔藓，天疱疮 患者体质壮实，面赤，灼热，瘙痒，烦躁，口渴，小便黄赤，舌红苔黄，脉数有力，可投本方酌加肉桂、白术治疗。

（9）玫瑰糠疹 患者体质壮实，面赤，灼热，瘙痒，烦躁，口渴，小便黄赤，舌红苔黄，脉数有力，可投本方酌加生地、紫草、白鲜皮等中药治疗。

（10）掌跖脓疱病 患者体质壮实，面赤口渴，烦躁失眠，小便黄赤，手足红肿，密集脓疱夹杂大量鳞屑，反复发作，自觉有非常明显的灼热瘙痒，舌红苔黄，脉数有力，可投本方酌加薏苡仁、连翘、土茯苓等中药治疗。

【注意事项】本方为大苦大寒之剂，不宜久服，或过量服用，非火盛者不宜使用。

普济消毒饮

（《东垣试效方》）

【药物组成】黄芩酒炒 黄连酒炒，各半两 人参三钱 橘红去白 甘草生用 玄参 连翘 板蓝根 马勃 牛蒡子各一钱 白僵蚕炒，七分 升麻七分 柴胡二钱 桔梗二钱

【服用方法】上为细末，㕮咀，如麻豆大，每服五钱，水二盏，煎至一盏，去滓，稍热时时服之。

【功　　用】清热解毒，疏风散邪。

【今用处方】黄芩 12g，黄连 5g，陈皮 10g，甘草 10g，玄参 12g，柴胡 15g，桔梗 12g，连翘 15g，板蓝根 30g，马勃 6g，牛蒡子 12g，人参 10g，僵蚕 12g，升麻 15g。

【方证要点】主治大头瘟。恶寒发热，头面红肿焮痛，目不能开，咽喉不利，舌燥口渴，舌红苔白而黄，脉浮数有力。

【适用病症】

（1）激素依赖性皮炎 患者面赤，灼热瘙痒，恶寒发热，咽喉不利，舌

燥口渴，舌红苔白而黄，脉浮数有力，可投本方治疗。

（2）痤疮、脂溢性皮炎 患者面部密集红色丘疹，脓疱，自觉灼热，轻度瘙痒，咽喉疼痛，舌燥口渴，舌红苔白而黄，脉浮数有力，可投本方治疗。

（3）银屑病 患者周身散发红斑丘疹鳞屑，伴恶寒发热，咽喉不利，舌燥口渴，舌红苔白而黄，脉浮数有力，可投本方治疗。

（4）皮肌炎 患者眶周红肿，周身酸痛，伴恶寒发热，咽喉不利，舌燥口渴，舌红苔白而黄，脉浮数有力，可投本方治疗。

（5）丹毒 面部一侧红肿焮痛，恶寒发热，咽喉不利，舌燥口渴，舌红苔白而黄，脉浮数有力，可投本方治疗。

【注意事项】本方为苦寒之剂，不宜久服，或过量服用，非火盛者不宜使用。人参可用党参代替。

仙方活命饮

（《校注妇人良方》）

【药物组成】白芷　贝母　防风　赤芍药　当归尾　甘草　皂角刺炒　穿山甲炙　天花粉　乳香　没药各一钱　金银花　陈皮各三钱

【服用方法】用酒一大碗，煎五七沸服。

【功　　用】清热解毒，消肿散结，活血止痛。

【今用处方】白芷 10g，贝母 10g，防风 10g，赤芍 10g，当归 10g，甘草 10g，皂角刺 10g，穿山甲 3g（微波炉烤黄后研末兑入药液服用）、天花粉 10g，乳香 6g，没药 6g，金银花 15g，陈皮 10g。

【方证要点】主治阳证痈疡肿毒初起。红肿焮痛，或身热凛寒，苔薄白或黄，脉数有力。

【适用病症】

（1）痤疮 患者体质壮实，面部密集红色炎性丘疹和脓疱，面部潮红油腻，毛孔粗大，丘疹脓疱红肿焮痛，伴口臭口渴，大便结，溲赤，苔薄白或黄，脉数有力，可投本方治疗，或与五味消毒饮或泻心汤合方化裁治疗。

（2）白色萎缩、变应性皮肤血管炎、结节性红斑、结节性血管炎、红斑性肢痛症 患者体质壮实，双下肢起溃疡或结节，红肿焮痛，伴口臭口渴，大便结，溲赤，苔薄白或黄，脉数有力，可投本方治疗，或与四妙勇安汤合方化裁治疗。

（3）银屑病 患者体质壮实，皮疹以斑块鳞屑为主，伴口臭口渴，大便结，溲赤，苔薄白或黄，脉数有力，可投本方酌加乌梅、莪蒁、土茯苓治疗。

（4）带状疱疹后遗神经痛 患者体质壮实，病灶处疼痛难忍，伴口臭口渴，大便结，溲赤，苔薄白或黄，脉数有力，可投本方酌加全蝎治疗。

【注意事项】

（1）本方只可用于痈肿未溃之前，若已溃断不可用；本方性偏寒凉，阴证疮疡忌用；脾胃本虚，气血不足者均应慎用。

（2）乳香和没药伤胃伤肝，避免长期应用，宜饭后服用。

五味消毒饮

（《医宗金鉴》）

【药物组成】银花三钱 野菊花 蒲公英 紫花地丁 紫背天葵子各一钱二分

【服用方法】水二盅，煎八分，加无灰酒半盅，再滚二三沸时热服。渣，如法再煎服，被盖出汗为度。

【功　　用】清热解毒，消散疔疮。

【今用处方】金银花 30g，野菊花 15g，蒲公英 15g，紫花地丁 15g，紫背天葵子 15g。

【方证要点】疔疮初起，发热恶寒，疮形似粟，坚硬根深，状如铁钉，以及痈疡疖肿，局部红肿热痛，舌红苔黄，脉数。

【适用病症】

（1）带状疱疹 患者体质壮实，水疱基底鲜红，疼痛明显，伴畏寒发热，便秘或大便正常，口渴，口苦，可投本方合小柴胡汤和瓜蒌红花甘草汤治疗。

（2）痤疮 患者体质壮实，便秘或大便正常，面部密集脓疱、炎性红丘疹，面部潮红，皮脂溢出旺盛，可投本方合泻心汤治疗。

（3）红斑肢痛症 双小腿及足部红肿灼热，剧烈疼痛，无法忍受，伴畏寒发热，便秘或大便正常，口渴，口苦，可投本方合四妙勇安汤治疗。此方既可内服又能外治。

（4）酒糟鼻 患者体质壮实，便秘或大便正常，鼻部或面部密集脓疱、炎性红丘疹，面部潮红，鼻部皮脂溢出旺盛，毛细血管扩张，可投本方合清胃散或升降散治疗。

（5）丹毒 双小腿或足部红肿灼热疼痛，伴畏寒发热，便秘或大便正常，口渴，口苦，可投本方合五神汤治疗。此方既可内服又能外治。

（6）药疹 皮疹鲜红伴伴畏寒发热，便秘或大便正常，口渴，口苦，可用本方合清营汤或清瘟败毒饮治疗。

（7）银屑病、玫瑰糠疹 皮疹颜色鲜艳，便秘或大便正常，口渴，口苦，可用本方合清营汤治疗。

【注意事项】本品寒凉，中病即止。

四妙勇安汤

（《验方新编》）

【药物组成】金银花　玄参各三两　当归二两　甘草一两

【服用方法】水煎服，一连十剂，永无后患，药味不可少，减则不效，并忌抓擦为要。

【功　　用】清热解毒，活血止痛。

【今用处方】金银花 90g，玄参 90g，当归 60g，甘草 30g。

【方证要点】皮疹暗红，肿胀灼热，疼痛剧烈，烦热口渴，舌红，脉数。

【适用病症】

（1）白色萎缩、结节性红斑、变应性皮肤血管炎、白塞病、过敏性紫癜 皮疹暗红，肿胀灼热，结节或溃疡疼痛剧烈，烦热口渴，舌红，脉数，常合泻心汤、导赤散、交泰丸、桂枝茯苓丸等方一起应用。

（2）痤疮、毛囊炎、丹毒、痈 皮疹暗红，肿胀灼热，疼痛剧烈，烦热口渴，舌红，脉数，可投本方合五味消毒饮治疗。

（3）红斑性肢痛症 红斑肿胀灼热，疼痛剧烈，烦热口渴，舌红，脉数，可投本方治疗。

（4）带状疱疹 水疱暗红，基底红肿灼热，疼痛剧烈，烦热口渴，舌红，脉数，可投本方合瓜蒌红花甘草汤酌加鱼腥草、马齿苋、泽泻、茯苓等中药治疗。

（5）慢性皮肤溃疡 溃疡暗红，肿胀灼热，疼痛剧烈，烦热口渴，舌红，脉数，可投本方化裁治疗。

（6）寻常型银屑病 丘疹或斑块暗红，基底红肿灼热，瘙痒，烦热口渴，舌红，脉数，可投本方合泻心汤或五味消毒饮酌加土茯苓、菝葜治疗。

【注意事项】

（1）本方服法独特，“水煎服，一连十剂……药味不可少，减则不效，并忌抓擦为要”，旨在示人服用本方一则要大剂连服，二则不可缺味。如此，方能获药精力宏之“妙”。

（2）腹泻者减量或酌加肉桂、干姜、制附子等温阳之品。

导赤散

（《小儿药证直诀》）

【药物组成】生地黄　木通　生甘草梢各等份

【服用方法】上药为末，每服三钱，水一盏，入竹叶同煎至五分，食后温服。

【功　　用】清心养阴，利水通淋。

【今用处方】生地 30g，木通 10g，甘草 10g，竹叶 10g。

【方证要点】心胸烦热，口渴面赤，意欲饮冷，以及口舌生疮；或心热移于小肠，小便赤涩刺痛，舌红，脉数。

【适用病症】

（1）药疹 患者若见皮疹鲜红，渗出明显，肌肤灼热，心胸烦热，口渴面赤，意欲饮冷，口舌生疮；小便赤涩刺痛，舌红，脉数，可投本方治疗，生地宜 100~250g。

（2）水痘、单纯疱疹、传染性红斑、手足口病 患者若见皮疹鲜红，肌肤灼热，心胸烦热，口渴面赤，口舌生疮，小便赤涩刺痛，舌红，脉数，可投本方合小柴胡汤治疗。

（3）白塞病 眼、口、生殖器出现溃疡糜烂，患者若见皮疹鲜红，肌肤灼热，心胸烦热，口渴面赤，口舌生疮，小便赤涩刺痛，舌红，脉数，可投本方合小柴胡汤治疗。

（4）银屑病 患者若见皮疹鲜红，肌肤灼热，心胸烦热，口渴面赤，口舌生疮，小便赤涩刺痛，舌红，脉数，可投本方合清营汤治疗。

（5）非淋菌性尿道炎 患者若见心胸烦热，口渴面赤，口舌生疮，小便赤涩刺痛，舌红，脉数，可投本方酌加薏苡仁、土茯苓、蒲公英等中药治疗。

（6）口周皮炎 患者口周红斑鳞屑，皮疹鲜红，灼热，心胸烦热，口渴面赤，口舌生疮，小便赤涩刺痛，舌红，脉数，可投本方合小柴胡汤酌加银花、连翘、土茯苓治疗。

（7）扁平苔藓 患者若见皮疹紫红，心烦，口渴面赤，口舌生疮，小便赤涩刺痛，舌红，脉数，可投本方合小柴胡汤治疗。

（8）脓疱疮 患者若见心烦，口渴面赤，口舌生疮，小便赤涩刺痛，舌红，脉数，可投本方合银翘散治疗。

（9）带状疱疹 患者若见心烦，口渴面赤，口舌生疮，小便赤涩刺痛，舌红，脉数，可投本方合小柴胡汤酌加鱼腥草、马齿苋治疗。

【注意事项】方中木通苦寒，生地阴柔寒凉，故脾胃虚弱者慎用，木通孕妇慎用，不宜久用。

龙胆泻肝汤

（《景岳全书》）

【药物组成】龙胆草酒炒　黄芩炒　山栀子酒炒　泽泻　木通　车前子　当归酒炒　生地黄酒炒　柴胡　甘草

【服用方法】水煎服，亦可制成丸剂，每服6~9g，日二次，温开水送下。

【功　　用】清肝胆实火，泻下焦湿热。

【今用处方】龙胆草6g，黄芩9g，山栀子9g，泽泻12g，木通9g，车前子9g，当归8g，生地黄20g，柴胡10g，甘草6g。

【方证要点】头痛目赤，胁痛，口苦，耳聋，耳肿，阴肿，阴痒，筋痿，阴汗，小便淋浊，或妇女带下黄臭，舌红苔黄腻，脉弦数有力。

【适用病症】

（1）急、慢性湿疹 患者体质壮实，头痛目赤，胁痛，口苦，耳聋，耳肿，阴肿，阴痒，筋痿，阴汗，小便淋浊，或妇女带下黄臭，舌红苔黄腻，脉弦数有力，可投本方治疗。

（2）雄激素性脱发 患者体质壮实，头皮油腻，头皮屑多有臭味，大便正常或便秘，口苦，溲赤，妇女带下黄臭，舌红苔黄腻，脉弦数有力，可投本方，酌加侧柏叶、制首乌、菟丝子等中药治疗。

（3）固定性药疹 患者体质壮实，周身散在鲜红或紫红色圆形或椭圆形红斑，大便正常或便秘，口苦，溲赤，舌红苔黄腻，脉弦数有力，可投本方治疗，其中生地宜用60~100g。

（4）带状疱疹 患者体质壮实，口干口苦口渴，大便正常或便秘，溲赤，舌红苔黄腻，脉弦数有力，可投本方治疗。

（5）痤疮 患者体质壮实，大便正常或便秘，口干口苦口渴，溲赤，舌红苔黄腻，脉弦数有力，可投本方治疗。

【注意事项】方中药多苦寒，易伤脾胃，故对脾胃虚寒和阴虚阳亢之证皆非所宜。

泻白散

（《小儿药证直诀》）

【药物组成】地骨皮　桑白皮炒，各一两　甘草炙，一钱

【服用方法】上药锉散，入粳米一撮，水二小盏，煎七分，食前服。

【功　　用】清泻肺热，止咳平喘。

【今用处方】地骨皮30g，桑白皮30g，炙甘草10g，山药30g（代替粳米）。

【方证要点】气喘咳嗽，皮肤蒸热，舌红苔黄，脉细数。

【适用病症】

银屑病、湿疹、痤疮、玫瑰糠疹、荨麻疹 患者若见气喘咳嗽，皮肤蒸热，舌红苔黄，脉浮数，可投本方合麻黄连翘赤小豆汤治疗。口渴明显者酌加石膏，皮疹色鲜红酌加紫草、生地、白鲜皮等中药治疗。

【注意事项】

（1）风寒咳嗽、肺虚喘咳不宜使用。

（2）本方药性平和，犹宜于正气未伤，伏火不甚者。

清胃散

（《脾胃论》）

【药物组成】生地黄　当归身各三分　牡丹皮半钱　黄连六分，夏月倍之　升麻一钱

【服用方法】上药为细末，都作一服，水一盏半，煎至七分，去滓放冷服之。

【功　　用】清胃凉血。

【今用处方】生地 30g，当归 10g，丹皮 12g，黄连 6g，升麻 15g。

【方证要点】胃火牙痛。牙痛牵引头疼，面颊发热，其齿喜冷恶热；或牙宣出血；或牙龈红肿溃烂；或唇舌颊腮肿痛；口气热臭，口干舌燥，舌红苔黄，脉滑数。

【适用病症】

（1）天疱疮　患者周身散发或泛发水疱，糜烂，口腔糜烂疼痛剧烈，口臭明显，舌红苔黄，脉滑数，可投本方酌加土茯苓等中药治疗。

（2）口腔扁平苔藓　患者唇部、口腔黏膜有白色网状纹、糜烂，自觉疼痛，口臭，口干舌燥，舌红苔黄，脉滑数，可投本方治疗。

（3）激素依赖性皮炎　患者面部潮红，散在丘疹、脓疱、毛细血管扩张，自觉灼热瘙痒，口臭，舌红苔黄，脉滑数，可投本方酌加荆芥、防风等中药治疗。

（4）药疹　患者周身散发鲜红色红斑，糜烂，自觉瘙痒疼痛，口臭，舌红苔黄，脉滑数，可投本方酌加土茯苓等中药治疗。

（5）荨麻疹　患者周身散发鲜红色风团，灼热瘙痒，口臭，舌红苔黄，脉滑数，可投本方酌加荆芥、防风、路路通、蝉蜕等中药治疗。

（6）湿疹　患者周身散发或泛发红斑、丘疹，自觉瘙痒，口臭，舌红苔黄，脉滑数，可投本方酌加土茯苓、白鲜皮、地肤子、荆芥、防风等中药

治疗。

（7）银屑病 患者周身散发或泛发鲜红色丘疹、鳞屑，自觉瘙痒，口臭，舌红苔黄，脉滑数，可投本方酌加土茯苓、菝葜等中药治疗。

（8）痤疮、酒糟鼻 患者面鼻部潮红，皮脂溢出，散在丘疹，脓疱，毛孔粗大，口臭，舌红苔黄，脉滑数，可投本方酌加枇杷叶、白芷等中药治疗。

（9）过敏性紫癜 患者双下肢散在或泛发鲜红色紫癜，不痛不痒，口臭，舌红苔黄，脉滑数，可投本方酌加紫草等中药治疗。

【注意事项】风寒及肾虚火炎者不宜使用。

泻黄散

（《小儿药证直诀》）

【药物组成】藿香叶七钱 山栀仁一钱 石膏五钱 甘草三两 防风四两，去芦，切，焙

【服用方法】上药锉，同蜜、酒微炒香，为细末。每服一至二钱（3~6g），水一盏，煎至五分，温服清汁，无时。

【功　　用】清泻脾胃伏火。

【今用处方】藿香 10g，栀子 10g，石膏 30g，甘草 10g，防风 10g。

【方证要点】脾胃伏火证。目疮口臭，烦渴易饥，口燥唇干，舌红脉数，以及脾热弄舌等。

【适用病症】

（1）口周皮炎、痤疮、激素依赖性皮炎、脂溢性皮炎 患者若见口疮口臭，烦渴易饥，口燥唇干，舌红脉数，可投本方酌加生地、土茯苓、白鲜皮、地骨皮、薏苡仁、白芷等中药治疗。

（2）过敏性紫癜 患者紫癜颜色鲜艳，若见口疮口臭，烦渴易饥，口燥唇干，舌红脉数，可投本方酌加生地、紫草、赤芍、牛膝等中药治疗。

（3）寻常型银屑病 患者丘疹为主，色鲜艳，灼热瘙痒，若见口疮口臭，烦渴易饥，口燥唇干，舌红脉数，可投本方酌加生地、紫草、银花、槐花、土茯苓等中药治疗。

（4）荨麻疹 患者风团色鲜红灼热瘙痒，若见口疮口臭，烦渴易饥，口

燥唇干，舌红脉数，可投本方酌加荆芥、防风、生地、紫草、白鲜皮、地骨皮等中药治疗。

（5）药疹 患者皮疹以红斑为主，色鲜红灼热瘙痒，若见口疮口臭，烦渴易饥，口燥唇干，舌红脉数，可投本方酌加银花、生地等中药治疗。皮疹泛发生地宜用大剂量100~250g。

【注意事项】小儿先天不足，大脑发育不全之弄舌者禁用，阴虚有热者禁用。

玉女煎

（《景岳全书》）

【药物组成】石膏三至五钱 熟地三至五钱或一两 麦冬二钱 知母 牛膝各一钱半

【服用方法】上药用水一盅半，煎七分，温服或冷服。

【功　　用】清胃热，滋肾阴。

【今用处方】石膏15~30g，熟地30g，麦冬30g，知母10g，牛膝12g。

【方证要点】头痛，牙痛，齿松牙衄，烦热干渴，食欲亢进，舌红苔黄而干。

【适用病症】

（1）口腔溃疡 患者口腔溃疡反复发作，若见头痛，牙痛，齿松牙衄，烦热干渴，食欲亢进，舌红苔黄而干，可投本方治疗。

（2）痤疮 患者面部烘热，若见头痛，牙痛，齿松牙衄，烦热干渴，食欲亢进，舌红苔黄而干，可投本方酌加浙贝母、薏苡仁、连翘等中药治疗。

（3）银屑病 患者面部烘热，若见头痛，牙痛，齿松牙衄，烦热干渴，食欲亢进，舌红苔黄而干，可投本方酌加土茯苓、乌梅、菝葜等中药治疗。

【注意事项】大便溏泄，脾胃阳虚者不宜使用。

当归六黄汤

（《兰室秘藏》）

【药物组成】当归 生地黄 熟地黄 黄芩 黄柏 黄连各等份 黄芪加

一倍

【服用方法】上药为粗末，每服五钱，水二盏，煎至一盏，食前服，小儿减半服之。

【功　　用】滋阴泻火，固表止汗。

【今用处方】当归10g，生地30g，熟地30g，黄芩12g，黄柏12g，黄连6g，黄芪30g。

【方证要点】主治阴虚火旺所致的盗汗。发热盗汗，面赤心烦，口干唇燥，大便干结，小便黄赤，舌红苔黄，脉数。

【适用病症】

（1）白癜风　患者体胖，或曾患肾病，白斑瓷白色，边界清楚，盗汗，心烦，大便干结，小便黄赤，舌红苔黄，脉数，可投本方合桂枝加龙骨牡蛎汤，酌加补骨脂、苏叶、茯苓、浮小麦、干姜、阿胶等中药治疗。

（2）皮肌炎　患者发热盗汗，面赤（眶周红肿）心烦，口干唇燥，大便干结，小便黄赤，舌红苔黄，脉数，可投本方治疗。

（3）红皮病　患者全身弥漫性红斑肿胀，脱屑，瘙痒明显，发热盗汗，心烦失眠，口干唇燥，大便干结，小便黄赤，舌红苔黄，脉数，可投本方酌加紫草、白鲜皮、地骨皮、知母等中药治疗。

（4）瘙痒症　患者面红，盗汗，心烦溲赤，周身皮肤干燥、粗糙、脱屑，有不同程度的抓痕及血痂，舌红脉数，可投本方治疗。

（5）荨麻疹　患者面红，盗汗，心烦溲赤，周身皮肤干燥起风团，自觉瘙痒，舌红脉数，可投本方酌加荆芥、防风、路路通、乌梅等中药治疗。

（6）雄激素性脱发　患者头皮油腻，发热盗汗，面赤心烦，口干唇燥，大便干结，小便黄赤，舌红苔黄，脉数，可投本方酌加木瓜、补骨脂、山楂、茯苓、泽泻等中药治疗。

（7）多形性红斑　患者发热盗汗，面赤心烦，口干唇燥，大便干结，小便黄赤，舌红苔黄，脉数，可投本方酌加土茯苓、薏苡仁等中药治疗。

（8）带状疱疹　患者发热盗汗，面赤心烦，口干唇燥，大便干结，小便黄赤，舌红苔黄，脉数，可投本方合方瓜蒌红花甘草汤治疗。

（9）异位性皮炎　患者皮肤干燥，发热盗汗，面赤心烦，口干唇燥，大便干结，小便黄赤，舌红苔黄，脉数，可投本方治疗。

（10）掌跖脓疱病 患者掌、跖皮肤起密集脓疱、红斑、脱屑、伴发热盗汗，面赤心烦，口干唇燥，大便干结，小便黄赤，舌红苔黄，脉数。

【注意事项】脾胃虚弱，纳减便溏者不宜使用。

荆芥连翘汤

（《万病回春》）

【药物组成】荆芥　连翘　甘草　薄荷　黄连　黄芩　黄柏　山栀子　生地黄　当归　川芎　赤芍　防风　枳壳实，各 1.5g　柴胡　桔梗　白芷各 2g

【服用方法】水煎服，每日三服。

【功　　用】清热解毒，散风和血。

【今用处方】荆芥 15g，连翘 15~30g，防风 10g，柴胡 10g，桔梗 10g，白芷 10g，枳壳 10g，甘草 5g，薄荷 10g，黄连 5g，黄芩 10g，黄柏 10、栀子 10g，生地 15g，当归 10g，川芎 10g，白芍 10g。

【方证要点】体质壮实，汗多黏臭，头痛头昏，心烦易怒，口干口苦口渴，口舌生疮，咽喉肿痛，面部皮肤潮红油腻，躯干四肢皮肤干燥，便秘，耳部肿痛，鼻腔有脓黄鼻涕，舌红，苔薄黄。

【适用病症】

（1）系统性红斑狼疮 体质壮实，汗多黏臭，头痛头昏，心烦易怒，口干口苦口渴，口舌生疮，咽喉肿痛，面部皮肤潮红油腻，密集丘疹粉刺，躯干四肢皮肤干燥，便秘，耳部肿痛，鼻腔有脓黄鼻涕，舌红，苔薄黄，可投本方治疗。

（2）湿疹 体质壮实，心烦易怒，口干口苦口渴，周身皮肤干燥，皮疹以红斑、鳞屑为主，无渗出，便秘，舌红，苔薄黄，可投本方酌加菝葜、土茯苓等中药治疗。

（3）痤疮 体质壮实，汗多黏臭，头痛头昏，心烦易怒，口干口苦口渴，口舌生疮，咽喉肿痛，面部皮肤潮红油腻，躯干四肢皮肤干燥，便秘，耳部肿痛，鼻腔有脓黄鼻涕，舌红，苔薄黄，可投本方治疗。

（4）荨麻疹 体质壮实，汗多黏臭，头痛头昏，心烦易怒，口干口苦口渴，口舌生疮，咽喉肿痛，面部皮肤潮红油腻，躯干四肢皮肤干燥，便秘，耳部肿痛，鼻腔有脓黄鼻涕，舌红，苔薄黄，可投本方酌加荆芥、防风、路路通、蝉蜕治疗。

（5）过敏性紫癜 体质壮实，汗多黏臭，头痛头昏，心烦易怒，口干口苦口渴，口舌生疮，咽喉肿痛，面部皮肤潮红油腻，躯干四肢皮肤干燥，便秘，耳部肿痛，鼻腔有脓黄鼻涕，舌红，苔薄黄，可投本方酌加紫草、牛膝、赤芍等中药治疗。

（6）带状疱疹 体质壮实，汗多黏臭，头痛头昏，心烦易怒，口干口苦口渴，口舌生疮，咽喉肿痛，面部皮肤潮红油腻，躯干四肢皮肤干燥，便秘，耳部肿痛，鼻腔有脓黄鼻涕，舌红，苔薄黄，可投本方酌加泽泻、土茯苓、鱼腥草中药治疗。

（7）毛囊炎 体质壮实，汗多黏臭，心烦易怒，口干口苦口渴，口舌生疮，咽喉肿痛，面部皮肤潮红油腻，便秘，舌红，苔薄黄，可投本方酌加白芷、蒲公英、地丁等中药治疗。

（8）银屑病 体质壮实，汗多黏臭，头痛头昏，心烦易怒，口干口苦口渴，口舌生疮，咽喉肿痛，面部皮肤潮红油腻，躯干四肢皮肤干燥，便秘，耳部肿痛，鼻腔有脓黄鼻涕，舌红，苔薄黄，可投本方酌加菝葜、土茯苓等中药治疗。

（9）玫瑰糠疹 体质壮实，汗多黏臭，头痛头昏，心烦易怒，口干口苦口渴，口舌生疮，咽喉肿痛，面部皮肤潮红油腻，躯干四肢皮肤干燥，便秘，耳部肿痛，鼻腔有脓黄鼻涕，舌红，苔薄黄，可投本方酌加紫草、白鲜皮、地骨皮等中药治疗。

（10）多形红斑 体质壮实，汗多黏臭，头痛头昏，心烦易怒，口干口苦口渴，口舌生疮，咽喉肿痛，面部皮肤潮红油腻，躯干四肢皮肤干燥，便秘，耳部肿痛，鼻腔有脓黄鼻涕，舌红，苔薄黄，可投本方治疗。

（11）丹毒 体质壮实，汗多黏臭，心烦易怒，口干口苦口渴，口舌生疮，咽喉肿痛，便秘，舌红，苔薄黄，可投本方治疗。

【注意事项】食欲不振者、年老体弱、脸色发青、眼圈发黑者慎用。使用本方应注意检查肝功能。

枇杷清肺饮

（《医宗金鉴》）

【药物组成】枇杷叶去毛蜜炙　桑白皮鲜者更佳　黄连　黄柏　人参　甘草

【服用方法】水煎服，每日 1 剂

【功　　用】宣肺清热生津。

【今用处方】枇杷叶 12g，桑白皮 12g，黄连 6g，黄柏 12g，党参 12g，生甘草 10g。

【方证要点】面部以炎性红色丘疹，脓疱为主要皮疹，皮脂溢出明显，口渴、口臭、便干或黏腻臭秽，舌红苔黄脉数。

【适用病症】

（1）**激素依赖性皮炎、脂溢性皮炎**　患者面部以炎性红色丘疹，脓疱为主要皮疹，皮脂溢出明显，口渴、口臭，便干或黏腻臭秽，或伴有咳嗽，舌红苔黄脉数，均可投本方酌加大黄、生地、肉桂、干姜等中药治疗。

（2）**寻常型痤疮**　患者面部以炎性红色丘疹，脓疱为主要皮疹，皮脂溢出明显，口渴、口臭、便干或黏腻臭秽，或伴有咳嗽，舌红苔黄脉数，均可投本方酌加白芷、藿香、柴胡、浙贝母等中药治疗。

（3）**荨麻疹**　患者风团色鲜红，伴有咳嗽，口渴、口臭、便干或黏腻臭秽，舌红苔黄脉数，均可投本方酌加荆芥、防风、蝉蜕、路路通等中药治疗。

（4）**脂溢性皮炎**　患者面部以炎性红色丘疹，脓疱为主要皮疹，皮脂溢出明显，口渴、口臭、便干或黏腻臭秽，或伴有咳嗽，舌红苔黄脉数，均可投本方酌加土茯苓、羌活、白花蛇舌草、山楂、茯苓、泽泻等中药治疗。

【注意事项】脾胃虚寒者慎用。

清上防风汤

（《万病回春》）

【药物组成】防风一钱　荆芥五分　连翘八分　山栀五分　黄连五分　黄芩酒炒，七分　薄荷五分　川芎七分　白芷八分　桔梗八分　枳壳五分　甘草三分

【服用方法】水煎，食后服。入竹沥一小钟尤效。

【功　　用】清热驱风，解毒排脓。

【今用处方】防风10g，荆芥10g，连翘15g，栀子10g，黄连3g，黄芩10g，薄荷6g，川芎10g，白芷10g，桔梗10g，枳壳10g，甘草10g。

【方证要点】头面红肿疖疔，灼热疼痛。

【适用病症】

（1）痤疮　患者体质壮实，面部密集鲜红炎性丘疹，脓疱，皮脂分泌旺盛，口臭、口渴、便秘，舌红，苔微黄，脉数，可投本方治疗。

（2）带状疱疹　面部发疱疹，疱疹基底鲜红，灼热疼痛难忍，口臭、口渴，便秘，舌红，苔微黄，脉数，可投本方酌加泽泻、鱼腥草、马齿苋、徐长卿治疗。

（3）激素依赖性皮炎　患者体质壮实，面部弥漫性红斑肿胀，灼热瘙痒，散发炎性丘疹，毛细血管扩张明显，口臭、口渴，便秘，舌红，苔微黄，脉数，可投本方酌加大剂量生地（100~250g）治疗。

（4）酒糟鼻、脂溢性皮炎　患者体质壮实，口臭、口渴，便秘，舌红，苔微黄，脉数，可投本方酌加大黄治疗。

（5）荨麻疹　患者体质壮实，周身起鲜红色风团，瘙痒明显，面部潮红，皮脂分泌旺盛，散在或密集粉刺，口臭、口渴，便秘，舌红，苔微黄，脉数，可投本方酌加蝉蜕、路路通等中药治疗。

（6）湿疹　患者体质壮实，面部散在片状红斑，丘疹，水疱，轻度渗出，瘙痒明显，皮脂分泌旺盛，散在或密集粉刺，口臭、口渴，便秘，舌红，苔微黄，脉数，可投本方酌加土茯苓、白鲜皮、地骨皮、柴胡等中药治疗。

【注意事项】

（1）服药期间，应忌食辛辣、鱼腥、烟酒、浓茶等，以免影响疗效。

（2）寒性体质慎服。长期应用建议应用小剂量，定期检查肝肾功能。

（3）舌苔厚腻者酌加平胃散或藿香正气散治疗。

升降散

（《伤寒温疫条辨》）

【药物组成】白僵蚕 6g，酒炒　全蝉蜕 3g，去土　姜黄 9g，去皮　川大黄 12g，生

【服用方法】共研细末，和匀。据病之轻重，分 2~4 次服，用黄酒，蜂蜜调匀冷服。中病即止。

【功　　用】升清降浊，散风清热。

【今用处方】白僵蚕 10，蝉蜕 6g，姜黄 10g，川大黄（生）10g。

【方证要点】**头面肿大，咽喉肿痛，胸膈满闷，呕吐腹痛，发斑出血，丹毒，谵语狂乱，不省人事，绞肠痧（腹痛），吐泻不出，胸烦膈热，疙疸瘟（红肿成块），大头瘟（头部赤肿），哈蟆瘟（颈项肿大），以及丹毒、麻风。**

【适用病症】

（1）脂溢性皮炎、痤疮　患者皮疹以炎性丘疹和脓疱为主，皮脂分泌旺盛，毛孔粗大，口苦口臭，大便秘结，可投本方合大小柴胡汤治疗。若便溏，口渴，汗出，疲倦，胁痛者可合柴胡桂枝干姜汤治疗。若严重失眠焦虑者，可合柴胡加龙骨牡蛎汤治疗。

（2）颜面丹毒、激素依赖性皮炎　患者若见咽喉肿痛，便秘、口渴口臭，面部皮肤红肿灼热，可投本方合大柴胡汤或调胃承气汤治疗。

（3）过敏性紫癜　患者急性发病，双下肢紫癜色鲜红，若见咽喉肿痛，便秘、口渴口臭，可投本方合小柴胡汤治疗。

（4）慢性荨麻疹　患者急性发病，风团色红灼热，瘙痒无比，患者伴有咽喉肿痛，便秘、口渴口臭，可投本方合大小柴胡汤治疗。

（5）带状疱疹后神经痛　患者口干、口苦、口臭，大便秘结，可投本方合瓜蒌红花甘草汤酌加徐长卿、泽泻治疗。

（6）湿疹　患者口干、口苦、口臭，大便秘结，可投本方合泻心汤酌加白鲜皮、地骨皮、土茯苓治疗。

【注意事项】服药后半日不可喝茶、抽烟。若不能忌，即不效。出血性疾病、虫类药物过敏者慎用。

八味除烦汤

（《黄煌经方使用手册》）

【药物组成】山栀子 15g　黄芩 10g　连翘 15g　枳壳 15g　制半夏 15g　茯苓 15g　厚朴 15g　苏梗 15g

【服用方法】以水 1100ml，煮沸后调文火再煎煮 40 分钟，取汤液 300ml，分 2~5 次温服。

【功　　用】清热除烦，消胀除满。

【今用处方】山栀子 15g，黄芩 10g，连翘 15g，枳壳 15g，制半夏 15g，茯苓 15g，厚朴 15g，苏梗 15g。

【方证要点】患者多面容滋润，唇舌多红。主诉以失眠、胸闷、腹胀为多，易急躁、焦虑、多疑多虑、易惊恐等；易烘热汗出，常有夜汗；易恶心呕吐，心慌心悸，头胀痛，易咽喉肿痛，小便涩痛，或有鼻衄；女性可有痛经等。舌苔多黏腻，脉多滑数。

【适用病症】

（1）痤疮　患者面色红润，皮脂分泌旺盛，以脓疱和炎性丘疹为主要皮疹，唇舌红，伴心烦失眠、性情急躁，咽喉肿痛，女性可有痛经等，可投本方酌加薏苡仁、浙贝、白芷、白术等中药治疗。

（2）荨麻疹　患者若见心烦失眠，胸闷腹胀，急躁多虑，盗汗，咽喉肿痛，舌苔腻，脉滑数，可投本方酌加柴胡、生牡蛎、荆芥、防风、路路通、蝉蜕等中药治疗。

（3）湿疹　患者若见心烦失眠，胸闷腹胀，急躁多虑，盗汗，咽喉肿痛，舌苔腻，脉滑数，可投本方酌加白鲜皮、徐长卿、土茯苓等中药治疗。

（4）银屑病　患者若见心烦失眠，胸闷腹胀，急躁多虑，盗汗，咽喉肿痛，舌苔腻，脉滑数，可投本方酌加土茯苓、白鲜皮、菝葜、乌梅、苍术、柴胡等中药治疗。

【注意事项】

（1）使用本方时，多需配合心理疏导。

（2）山栀子、黄连等含有色素，多服后可导致眼圈发黑，停药后即可好转。

温里剂

阳和汤

（《外科证治全生集》）

【药物组成】熟地黄一两　肉桂一钱，去皮，研粉　白芥子二钱，炒研　炮姜炭五分　生甘草一钱　麻黄五分　鹿角胶三钱

【服用方法】水煎服。

【功　　用】温阳补血，散寒通滞。

【今用处方】熟地 30g，肉桂 10g，白芥子 10g，炮姜 10g，甘草 10g，麻黄 6g，鹿角胶 10g。

【方证要点】主治阴疽。漫肿无头，皮色不变，酸痛无热，口中不渴，舌淡苔白，脉沉细或迟细。或贴骨疽、脱疽、流注、痰核、鹤膝风等属于阴寒证者。

【适用病症】

（1）白癜风　患者平素畏寒肢冷，身体困倦乏力，口中不渴，舌淡苔白，脉沉细或迟细，可投本方合当归四逆汤酌加补骨脂、苏叶、路路通等中药治疗。

（2）荨麻疹　患者平素畏寒肢冷，身体困倦乏力，遇寒加重或诱发，遇热风团和瘙痒减轻，口中不渴，舌淡苔白，脉沉细或迟细，可投本方酌加荆芥、防风、路路通等中药治疗。

（3）硬皮病　患者周身皮肤硬化，畏寒肢冷，手指关节疼痛，屈伸不利，口中不渴，舌淡苔白，脉沉细或迟细，可投本方合当归四逆汤治疗。

（4）银屑病　患者皮疹以斑块，银白色鳞屑为主，自觉瘙痒，畏寒肢冷，口中不渴，舌淡苔白，脉沉细或迟细，可投本方合当归四逆汤，酌加乌梅、补骨脂、鸡血藤、菝葜等中药治疗。

（5）白色萎缩、变应性皮肤血管炎　患者平素畏寒肢冷，双下肢尤甚，

遇冷溃疡加重，疼痛明显，身体困倦乏力，口中不渴，舌淡苔白，脉沉细或迟细，可投本方合当归四逆汤酌加毛冬青、牛膝、黄芪等中药治疗。

（6）痤疮 患者平素畏寒肢冷，身体困倦乏力，面部丘疹脓疱色暗，反复发作，口中不渴，舌淡苔白，脉沉细或迟细，可投本方酌加连翘、白芷、蒲公英、紫花地丁等中药治疗。

【注意事项】方中熟地用量宜重，麻黄用量宜轻。阳证疮疡红肿热痛，或阴虚有热，或疽已溃破者，不宜用此方。

补益剂

六君子汤

（《医学正传》）

【药物组成】 人参一钱　白术一钱五分　茯苓一钱　炙甘草一钱　陈皮一钱　半夏一钱五分

【服用方法】 上切细，作一服，加大枣二枚，生姜三片，新汲水煎服。

【功　　用】 益气健脾，燥湿化痰。

【今用处方】 人参10g，白术15g，茯苓15g，炙甘草10g，陈皮8g，半夏15g，生姜10g，大枣10g。

【方证要点】 **主治脾胃气虚证，面色萎黄，语声低微，气短乏力，食少便溏，胸脘痞闷，呕逆，舌淡苔白，脉虚数。**

【适用病症】

（1）白癜风　患者面色萎黄，语声低微，气短乏力，食少便溏，胸脘痞闷，呕逆，舌淡苔白，脉虚数，可投本方酌加补骨脂、肉豆蔻、白芷、苏叶、白鲜皮、五味子、诃子等中药治疗。

（2）荨麻疹　患者面色萎黄，语声低微，气短乏力，食少便溏，胸脘痞闷，呕逆，舌淡苔白，脉虚数，可投本方酌加路路通、蝉蜕、全蝎、荆芥、防风等中药治疗。

（3）湿疹　患者面色萎黄，语声低微，气短乏力，食少便溏，胸脘痞闷，呕逆，舌淡苔白，脉虚数，可投本方酌加白鲜皮、地骨皮、地肤子、全蝎、荆芥、防风等中药治疗。

（4）银屑病　患者面色萎黄，语声低微，气短乏力，食少便溏，胸脘痞闷，呕逆，舌淡苔白，脉虚数，可投本方酌加菝葜、乌梅、土茯苓、白鲜皮、全蝎、荆芥、防风等中药治疗。

（5）瘙痒症　患者面色萎黄，语声低微，气短乏力，食少便溏，胸脘痞闷，呕逆，舌淡苔白，脉虚数，可投本方酌加鸡血藤、桂枝、荆芥、防风等中药治疗。

（6）口周皮炎 患者面色萎黄，语声低微，气短乏力，口角流涎，食少便溏，胸脘痞闷，呕逆，舌淡苔白，脉虚数，可投本方酌加桂枝、吴茱萸、荆芥、防风等中药治疗。

（7）痤疮 患者面色萎黄，语声低微，气短乏力，食少便溏，胸脘痞闷，呕逆，舌淡苔白，脉虚数，可投本方酌加连翘、薏苡仁、白芷、土茯苓等中药治疗。

（8）天疱疮 患者面色萎黄，语声低微，气短乏力，食少便溏，胸脘痞闷，呕逆，舌淡苔白，脉虚数，可投本方合五苓散治疗。

【注意事项】长期服用建议定期检查肝肾功能。

香砂六君子汤

（《古今名医方论》）

【药物组成】人参一钱 白术二钱 茯苓二钱 炙甘草七分 陈皮八分 半夏一钱 砂仁八分 木香七分

【服用方法】加生姜二钱，水煎服。

【功　　用】益气健脾，行气化痰。

【今用处方】人参 5g，白术 12g，茯苓 10g，炙甘草 10g，陈皮 10g，姜半夏 12g，砂仁 6g，木香 5g。

【方证要点】脾胃气虚，痰阻气滞证，症见呕吐痞闷，不思饮食，脘腹胀痛，消瘦倦怠，或气虚肿满。用于治疗气虚痰饮，呕吐痞闷，脾胃不和，变生诸证者。

【适用病症】

（1）白癜风 患者若见呕吐痞闷，不思饮食，脘腹胀痛，消瘦倦怠，或气虚肿满，可投本方酌加补骨脂、菟丝子、白芷、吴茱萸、五味子、苏叶等中药治疗。

（2）荨麻疹 患者若见面色萎黄，气短乏力，呕吐痞闷，不思饮食，脘腹胀痛，消瘦倦怠，舌淡边有齿痕苔腻，可投本方酌加荆芥、防风、路路通等中药治疗。

（3）瘙痒症　患者若见面色萎黄，气短乏力，呕吐痞闷，不思饮食，脘腹胀痛，消瘦倦怠，舌淡边有齿痕，苔腻，可投本方酌加荆芥、防风等中药治疗。

（4）痤疮　患者若见面色萎黄，气短乏力，呕吐痞闷，不思饮食，脘腹胀痛，消瘦倦怠，舌淡边有齿痕苔腻，可投本方酌加连翘、白芷、浙贝母等中药治疗。

（5）湿疹　患者若见面色萎黄，气短乏力，呕吐痞闷，不思饮食，脘腹胀痛，消瘦倦怠，舌淡边有齿痕苔腻，可投本方酌加白鲜皮、地骨皮、苍术等中药治疗。

（6）银屑病　患者若见呕吐痞闷，不思饮食，脘腹胀痛，消瘦倦怠，或气虚肿满，可投本方酌加菝葜、苏叶、乌梅、补骨脂、白芷、菟丝子等中药治疗。

【注意事项】长期服用建议定期检查肝肾功能。

香砂养胃丸

（《中华人民共和国药典》）

【药物组成】木香 210g　砂仁 210g　白术麸炒，300g　陈皮 300g　茯苓 300g　半夏制，300g　香附醋制，210g　枳实炒，210g　豆蔻去壳 210g　厚朴姜制，210g　广藿香 210g　甘草炙，90g

【服用方法】以上十二味，粉碎成细粉，过筛，混匀。另取切碎的生姜 90g，大枣 150g，分次加水煎煮，滤过。取上述粉末，用煎液泛丸，以总量 5% 的滑石粉 – 四氧化三铁（1∶1）的混合物包衣，低温干燥，即得。

【功　　用】温中和胃，化湿健脾。

【今用处方】木香 5g，砂仁 5g，白术 15g，陈皮 10g，茯苓 10g，姜半夏 15g，香附 5g，枳实 10g，白豆蔻 5g，厚朴 10g，藿香 10g，炙甘草 10g。

【方证要点】主治胃阳不足，湿阻气滞所致的胃痛、痞满，症见胃痛隐隐，脘闷不舒，呕吐酸水，嘈杂不适，不思饮食，四肢倦怠，肠鸣便溏。

【适用病症】

（1）湿疹　患者湿疹久治不愈，若见周身散发或泛发丘疹，水疱，渗出，瘙痒明显，伴有胃痛隐隐、喜温喜按，脘闷不舒，呕吐酸水，嘈杂不适，不思饮食，四肢倦怠，肠鸣便溏，或咳嗽痰多，质清色白，气短懒言，舌淡苔腻，可投本方酌加白鲜皮、地骨皮、荆芥、防风等中药治疗。

（2）荨麻疹 患者荨麻疹久治不愈，若见周身散发或泛发苍白色或淡红色风团，瘙痒明显，伴有胃痛隐隐、脘闷不舒，呕吐酸水，嘈杂不适，不思饮食，四肢倦怠，或咳嗽痰多，质清色白，气短懒言，舌淡苔腻，可投本方酌加路路通、荆芥、防风等中药治疗。

（3）痤疮 患者痤疮久治不愈，伴有胃痛隐隐、脘闷不舒，呕吐酸水，嘈杂不适，不思饮食，四肢倦怠，或咳嗽痰多，质清色白，气短懒言，舌淡苔腻，可投本方酌加连翘、白芷、薏苡仁、荆芥等中药治疗。

（4）银屑病 患者银屑病久治不愈，伴有胃痛隐隐、脘闷不舒，呕吐酸水，嘈杂不适，不思饮食，四肢倦怠，或咳嗽痰多，质清色白，气短懒言，舌淡苔腻，可投本方酌加菝葜、土茯苓、白鲜皮、地骨皮等中药治疗。

【注意事项】

（1）忌生冷油腻食物。

（2）胃痛症见胃部灼热，隐隐作痛，口干舌燥者不宜服用本药。

（3）长期连续服用，建议检查肝肾功能。

参苓白术散

（《太平惠民和剂局方》）

【药物组成】莲子肉去皮　薏苡仁　缩砂仁　桔梗炒令深黄色，各一斤　白扁豆姜汁浸，去皮，微炒一斤半　白茯苓　人参去芦　甘草炒　白术　山药各二斤

【服用方法】上为细末，每服二钱，枣汤调下，小儿量岁数加减服。

【功　　用】益气健脾，渗湿止泻。

【今用处方】莲子12g，薏苡仁30g，砂仁10g，桔梗12g，白扁豆12g，茯苓12g，党参15g，炒甘草10g，白术12g，山药15g。

【方证要点】脾胃虚弱，形体消瘦，食少便溏，胸脘痞闷，肠鸣泄泻，肢倦乏力，气短咳嗽，舌淡苔白腻，脉虚缓。

【适用病症】

（1）**白癜风** 患者脾胃虚弱，形体消瘦，若见食少便溏，胸脘痞闷，肠鸣泄泻，肢倦乏力，气短咳嗽，舌淡苔白腻，脉虚缓，可投本方酌加补骨脂、白芷、苏叶、菟丝子等中药治疗。

（2）**荨麻疹** 患者若见食少便溏，胸脘痞闷，肠鸣泄泻，肢倦乏力，气短咳嗽，舌淡苔白腻，脉虚缓，可投本方酌加荆芥、防风、路路通、乌梅、干姜等中药治疗。

（3）**湿疹** 患者若见食少便溏，胸脘痞闷，肠鸣泄泻，肢倦乏力，气短咳嗽，舌淡苔白腻，脉虚缓，可投本方合五皮散治疗。

（4）**天疱疮** 患者若见食少便溏，胸脘痞闷，肠鸣泄泻，肢倦乏力，气短咳嗽，舌淡苔白腻，脉虚缓，可投本方酌加干姜治疗。

（5）**异位性皮炎** 患者脾胃虚弱，形体消瘦，喷嚏连连，食少便溏，胸脘痞闷，肠鸣泄泻，肢倦乏力，气短咳嗽，舌淡苔白腻，脉虚缓，可投本方合小柴胡汤酌加白鲜皮、地骨皮等中药治疗。

（6）**痤疮** 脾胃虚弱，形体消瘦，食少便溏，胸脘痞闷，肠鸣泄泻，肢倦乏力，气短咳嗽，舌淡苔白腻，脉虚缓，可投本方酌加白芷、连翘等中药治疗。

【注意事项】泄泻兼有大便不通畅，肛门有下坠感者忌服。如用人参不宜同时服用藜芦、五灵脂、皂荚或其制剂。不宜喝茶和吃萝卜以免影响药效。

七味白术散

（《小儿药证直诀》）

【药物组成】人参二钱五分 白茯苓 炒白术各五钱 甘草一钱 藿香叶五钱 木香二钱 葛根五钱，渴者加至一两

【服用方法】为粗末，每服三钱，或水煎服。

【功　　用】健脾益气，和胃生津。

【今用处方】党参 15g，茯苓 15g，炒白术 15g，炙甘草 10g，藿香 10g，木香 6g，葛根 30g。

【方证要点】用于治疗脾胃久虚，津液内耗，呕吐泄泻频作，烦渴多饮。

【适用病症】

（1）黄褐斑 患者素有泄泻，面色萎黄，烦渴多饮，可投本方合逍遥散酌加菟丝子治疗。

（2）荨麻疹 患者素有泄泻，面色萎黄，烦渴多饮，可投本方合过敏煎酌加荆芥、防风、路路通等中药治疗。

（3）湿疹 患者素有泄泻，面色萎黄，烦渴多饮，可投本方酌加白鲜皮、地骨皮、土茯苓等中药治疗。

【注意事项】服药期间，不宜食辛辣、鱼腥、浓茶等，以免影响疗效。长期服用需定期检查肝肾功能。

补中益气汤

（《脾胃论》）

【药物组成】黄芪五分，病甚劳役热甚者一钱 人参三分，去芦 白术三分 甘草五分，炙 当归身二分，酒焙干或晒干 橘皮二分或三分，不去白 升麻二分或三分 柴胡二分或三分

【服用方法】上药㕮咀，都作一服。水二盏，煎至一盏，去渣，食远稍热服。

【功　　用】补中益气，升阳举陷。

【今用处方】黄芪 30g，党参 15g，白术 15g，炙甘草 10g，当归 10g，陈皮 10g，升麻 12g，柴胡 12g。

【方证要点】少气懒言，四肢无力，困倦少食，饮食乏味，不耐劳累，动则气短；或气虚发热，气高而喘，身热而烦，渴喜热饮，其脉洪大，按之无力，皮肤不任风寒，而生寒热头痛；或气虚下陷，崩漏，久泻脱肛。

【适用病症】

（1）白癜风 患者面色萎黄或面色㿠白，容易感冒，气短懒言，神疲乏力，大便溏薄，头晕目眩，舌淡嫩；卫气虚弱，多汗自汗，舌淡，脉弱，可投本方酌加补骨脂、菟丝子、鸡血藤、仙灵脾、仙茅等中药治疗。

（2）痤疮 患者面色萎黄或面色㿠白，容易感冒，气短懒言，神疲乏力，大便溏薄，头晕目眩，舌淡嫩；卫气虚弱，多汗自汗，舌淡，脉弱，可投本方

酌加白芷、薏仁等中药治疗。

（3）银屑病 患者面色萎黄或面色㿠白，容易感冒，气短懒言，神疲乏力，大便溏薄，头晕目眩，舌淡嫩；卫气虚弱，多汗自汗，舌淡，脉弱，可投本方酌加补骨脂、菝葜、白芷、薏仁等中药治疗。

（4）荨麻疹 患者面色萎黄或面色㿠白，容易感冒，气短懒言，神疲乏力，大便溏薄，头晕目眩，舌淡嫩；卫气虚弱，多汗自汗，舌淡，脉弱，可投本方酌加荆芥、防风、路路通、乌梅、制附子等中药治疗。

（5）斑秃 患者面色萎黄或面色㿠白，容易感冒，气短懒言，神疲乏力，大便溏薄，头晕目眩，舌淡嫩；卫气虚弱，多汗自汗，舌淡，脉弱，可投本方酌加补骨脂、菟丝子、制首乌、仙茅、仙灵脾等中药治疗。

（6）硬皮病 患者面色萎黄容易感冒，气短懒言，神疲乏力，大便溏薄，头晕目眩，舌淡嫩；卫气虚弱，多汗自汗，舌淡，脉弱，可投本方酌加制附子、细辛、补骨脂等中药治疗。

（7）过敏性紫癜 患者劳累后紫癜加重，面色萎黄或面色㿠白，容易感冒，气短懒言，神疲乏力，大便溏薄，头晕目眩，舌淡嫩；卫气虚弱，多汗自汗，舌淡，脉弱，可投本方酌加仙鹤草、阿胶、制附子等中药治疗。

（8）掌跖脓疱病 患者面色萎黄或面色㿠白，容易感冒，气短懒言，神疲乏力，大便溏薄，头晕目眩，舌淡嫩；卫气虚弱，多汗自汗，舌淡，脉弱，可投本方合薏仁附子败酱散治疗。

【注意事项】阴虚发热及内热炽盛者忌用。

十全大补汤

（《太平惠民和剂局方》）

【药物组成】人参　肉桂去粗皮，不见火　川芎　地黄洗，酒蒸，焙　茯苓焙　白术焙　甘草炙　黄芪去芦　川当归洗，去芦　白芍药各等份

【服用方法】上药十味，锉为粗末，每服二大钱（9g），水一盏，生姜三片，枣子二个，同煎至七分，不拘时候温服。

【功　　用】温补气血。

【今用处方】人参6g，肉桂3g，川芎10g，地黄30g，茯苓10g，白术

15g，炙甘草10g，黄芪30g，当归10g，白芍10g。

【方证要点】气血不足，饮食减少，久病体虚，脚膝无力，面色萎黄，精神倦怠或疮疡不敛，妇女崩漏。

【适用病症】

（1）白癜风　患者若见面色萎黄，精神倦怠，纳呆，脚膝无力，舌淡，可投本方酌加补骨脂、鸡血藤、阿胶、菟丝子、苏叶等中药治疗。

（2）荨麻疹　患者若见面色萎黄，精神倦怠，纳呆，脚膝无力，舌淡，可投本方酌加荆芥、防风、路路通等中药治疗。

（3）带状疱疹后遗神经痛　患者若见面色萎黄，精神倦怠，纳呆，脚膝无力，舌淡，可投本方酌加全蝎、蒲黄、五灵脂等中药治疗。

（4）系统性硬皮病　患者全身皮肤硬化，面色蜡黄，精神倦怠，纳呆，脚膝无力，舌淡，可投本方酌加鸡血藤、制附子、细辛等中药治疗。

【注意事项】若有外邪勿妄投，以免闭门留寇。

知柏地黄丸

（《医方考》）

【药物组成】熟地黄八钱，炒　山萸肉　干山药各四钱　牡丹皮　茯苓去皮　泽泻各三钱　黄柏盐炒　知母盐炒，各二两

【服用方法】上为细末，炼蜜为丸，如梧桐子大。每服二钱，温开水送下。

【功　　用】滋阴清热。

【今用处方】熟地黄15g，山茱萸15g，山药30g，丹皮12g，茯苓15g，泽泻15g，黄柏10g，知母10g。

【方证要点】肝肾阴虚，虚火上炎证。头目昏眩，耳鸣耳聋，虚火牙痛，五心烦热，腰膝酸痛，血淋尿痛，骨蒸潮热，盗汗颧红，咽干口燥，舌质红，脉细数。

【适用病症】

（1）白癜风　患者若见头目昏眩，耳鸣耳聋，虚火牙痛，五心烦热，腰膝酸痛，血淋尿痛，骨蒸潮热，盗汗颧红，咽干口燥，舌质红，脉细数，可

投本方合方二至丸酌加菟丝子治疗。

(2)红皮病 患者全身皮肤红肿，灼热瘙痒，若见头目昏眩，耳鸣耳聋，虚火牙痛，五心烦热，腰膝酸痛，血淋尿痛，骨蒸潮热，盗汗颧红，咽干口燥，舌质红，脉细数，可投本方酌加白鲜皮、地骨皮、地肤子等中药治疗。

(3)银屑病 患者若见头目昏眩，耳鸣耳聋，虚火牙痛，五心烦热，腰膝酸痛，血淋尿痛，骨蒸潮热，盗汗颧红，咽干口燥，舌质红，脉细数，可投本方酌加土茯苓、乌梅、莪蒺、白鲜皮、地骨皮、地肤子等中药治疗。

(4)激素依赖性皮炎 患者若见头目昏眩，耳鸣耳聋，虚火牙痛，五心烦热，腰膝酸痛，血淋尿痛，骨蒸潮热，盗汗颧红，咽干口燥，舌质红，脉细数，可投本方酌加地骨皮、白鲜皮等中药治疗，生地宜用100~200g。

(5)斑秃 患者若见头目昏眩，耳鸣耳聋，虚火牙痛，五心烦热，腰膝酸痛，血淋尿痛，骨蒸潮热，盗汗颧红，咽干口燥，舌质红，脉细数，可投本方酌加菟丝子、侧柏叶、补骨脂、制首乌等中药治疗。

(6)痤疮 患者若见头目昏眩，耳鸣耳聋，虚火牙痛，五心烦热，腰膝酸痛，血淋尿痛，骨蒸潮热，盗汗颧红，咽干口燥，舌质红，脉细数，可投本方酌加连翘、薏苡仁、浙贝母、生牡蛎等中药治疗。

(7)黄褐斑 患者若见头目昏眩，耳鸣耳聋，虚火牙痛，五心烦热，腰膝酸痛，血淋尿痛，骨蒸潮热，盗汗颧红，咽干口燥，舌质红，脉细数，可投本方酌加菟丝子等中药治疗。

(8)瘙痒症 患者若见头目昏眩，耳鸣耳聋，虚火牙痛，五心烦热，腰膝酸痛，血淋尿痛，骨蒸潮热，盗汗颧红，咽干口燥，舌质红，脉细数，可投本方酌加刺蒺藜、制首乌、五味子等中药治疗。

(9)生殖器疱疹 患者若见头目昏眩，耳鸣耳聋，虚火牙痛，五心烦热，腰膝酸痛，血淋尿痛，骨蒸潮热，盗汗颧红，咽干口燥，舌质红，脉细数，可投本方酌加连翘、薏苡仁、土茯苓等中药治疗。

(10)系统性红斑狼疮 患者若见头目昏眩，耳鸣耳聋，虚火牙痛，五心烦热，腰膝酸痛，血淋尿痛，骨蒸潮热，盗汗颧红，咽干口燥，舌质红，脉细数，可投本方治疗。

(11)天疱疮 患者面色潮红，舌红苔黄，脉细数，可投本方合泻心汤治疗。

【注意事项】感冒发热病人不宜服用；脾胃虚弱泄泻者慎服。

一贯煎

（《续名医类案》）

【药物组成】北沙参　麦冬　当归身　生地黄　枸杞子　川楝子

【服用方法】水煎服。

【功　　用】滋阴疏肝。

【今用处方】北沙参12g，麦冬15g，当归10g，生地30g，枸杞15g，川楝子6g。

【方证要点】主治肝肾阴虚，肝气郁滞证。胸脘胁痛，吞酸吐苦，咽干口燥，舌红少津，脉细弱或虚弦。亦治疝气瘕聚。

【适用病症】

（1）银屑病　患者若见胸脘胁痛，吞酸吐苦，咽干口燥，心烦易怒，失眠多梦，舌红少津，脉细弱或虚弦，可投本方酌加乌梅、土茯苓、菝葜等中药治疗。

（2）黄褐斑　患者若见胸脘胁痛，吞酸吐苦，咽干口燥，心烦易怒，失眠多梦，舌红少津，脉细弱或虚弦，可投本方合二至丸酌加乌梅等中药治疗。

（3）痤疮　患者若见胸脘胁痛，吞酸吐苦，咽干口燥，心烦易怒，失眠多梦，舌红少津，脉细弱或虚弦，可投本方酌加浙贝母、薏苡仁、连翘等中药治疗。

（4）白塞氏病　患者若见胸脘胁痛，吞酸吐苦，咽干口燥，心烦易怒，失眠多梦，舌红少津，脉细弱或虚弦，可投本方治疗。

（5）带状疱疹后遗神经痛　患者若见胸脘胁痛，吞酸吐苦，咽干口燥，心烦易怒，失眠多梦，舌红少津，脉细弱或虚弦，可投本方合瓜蒌红花甘草汤治疗。

【注意事项】有停痰积饮而舌苔白腻、脉沉弦者，不宜使用，川楝子有小毒，不宜长期应用，中病即止。

右归丸

（《景岳全书》）

【药物组成】熟地黄八两　山药四两，炒　山茱萸三两，微炒　枸杞四两，微炒　鹿角胶四两，炒珠　菟丝子四两，制　杜仲四两，姜汁炒　当归三两　肉桂二两　制附子二两

【服用方法】上为细末，先将熟地蒸烂杵膏，加炼蜜为丸，如弹子大。每嚼服二至三丸，以滚白汤送下。

【功　　用】温补肾阳，填精益髓。

【今用处方】熟地 10g，山药 15g，山茱萸 10g，枸杞 10g，鹿角胶 5g，菟丝子 10g，杜仲 10g，当归 10g，肉桂 10g，制附子 10g。

【方证要点】**用于肾阳不足，命门火衰，畏寒肢冷，神疲乏力，腰膝酸软，阳痿遗精，不能生育，饮食少进，大便溏薄，尿频而清或自遗。**

【适用病症】

（1）白癜风　患者素来畏寒肢冷，神疲乏力，腰膝酸软，饮食少进，大便溏薄，尿频而清或自遗，可投本方酌加补骨脂、五味子、苏叶等中药治疗。

（2）皮肤瘙痒症　患者素来畏寒肢冷，神疲乏力，腰膝酸软，饮食少进，大便溏薄，尿频而清或自遗，可投本方酌加路路通、白鲜皮、地骨皮、荆芥、防风等中药治疗。

（3）荨麻疹　患者素来畏寒肢冷，神疲乏力，腰膝酸软，饮食少进，大便溏薄，尿频而清或自遗，可投本方酌加路路通、五味子、荆芥、防风等中药治疗。

【注意事项】本方滋腻碍胃，舌苔厚腻者慎服。

七宝美髯丹

（《本草纲目》引《积善堂方》）

【药物组成】赤、白何首乌米泔水浸三四日，瓷片刮去皮，用淘净黑豆二升，以砂锅木甑，铺豆及首乌，重重铺盖蒸之，豆熟取出，去豆曝干，换豆再蒸，如此九次，晒

干，为末，各一斤　赤、白茯苓去皮，研末，以水淘去筋膜及浮者，取沉者捻块，以人乳十碗浸匀，晒干，研末，各一斤　牛膝去苗，酒浸一日，同何首乌第七次蒸之，至第九次止，晒干　当归酒浸，晒　枸杞子酒浸，晒　菟丝子酒浸生芽，研烂，晒，各八两　补骨脂黑脂麻炒香，四两

【服用方法】上药石臼捣为末，炼蜜为丸，如弹子大，每次一丸，一日三次，清晨温酒送下，午时姜汤送下，卧时盐汤送下。

【功　　用】补益肝肾，乌发壮骨。主治肝肾不足证。

【今用处方】制首乌10g，茯苓30g，牛膝12g，当归10g，枸杞10g，菟丝子15g，补骨脂10g。

【方证要点】**须发早白，齿牙动摇，梦遗滑精，崩漏带下，肾虚不育，腰膝酸软。**

【适用病症】

（1）白癜风　中老年患者若见须发早白，齿牙动摇，梦遗滑精，崩漏带下，肾虚不育，腰膝酸软，可投本方合当归饮子治疗。

（2）雄激素性脱发、斑秃　须发早白，齿牙动摇，梦遗滑精，崩漏带下，肾虚不育，腰膝酸软，可投本方合桂枝加龙骨牡蛎汤治疗。

（3）瘙痒症　中老年患者若见周身皮肤干燥瘙痒，双下肢尤甚，伴须发早白，齿牙动摇，梦遗滑精，崩漏带下，肾虚不育，腰膝酸软，可投本方合当归饮子治疗。

（4）黄褐斑　患者若见须发早白，齿牙动摇，梦遗滑精，崩漏带下，肾虚不育，腰膝酸软，可投本方合逍遥散治疗。

【注意事项】本方味厚滋腻，脾胃虚弱而食少便溏者不宜使用本方，或合用四君子汤健脾助运。制首乌剂量不宜过大，长期服用应定期检测肝肾功能。

二仙汤

（张伯讷经验方）

【药物组成】仙茅　淫羊藿　巴戟天　当归　黄柏　知母

【服用方法】日服一剂，水煎取汁，分二次服。

【功　　用】温肾阳、补肾精、泻相火、调冲任。

【今用处方】仙茅 6~10g，淫羊藿 6~10g，巴戟天 10g，当归 10g，黄柏 10g，知母 10g。

【方证要点】面部潮红，精神萎靡不振，焦虑抑郁，头昏目眩耳鸣，胸闷心烦，失眠多梦，两足不温，时或怕冷，时或烘热汗出，五心烦热，烦躁易怒，腰膝酸软，口干，便艰尿频，舌红，脉沉细。

【适用病症】

（1）白癜风 患者若见面部潮红，脱发，焦虑抑郁，心烦失眠多梦，两足不温，时或冷或热，烦躁易怒，腰膝酸软，便艰尿频，女性患者月经不调，舌红，脉沉细，可投本方酌加补骨脂、五味子、女贞子、旱莲草等中药治疗。

（2）系统性红斑狼疮 患者若见面部潮红，精神萎靡不振，焦虑抑郁，头昏目眩耳鸣，胸闷心烦，失眠多梦，两足不温，时或怕冷，时或烘热汗出，五心烦热，烦躁易怒，腰膝酸软，口干，便艰尿频，舌红，脉沉细，可投本方合二至丸治疗。

（3）瘙痒症 老年患者皮肤干燥瘙痒，若见面部潮红，精神萎靡不振，焦虑抑郁，头昏目眩耳鸣，胸闷心烦，失眠多梦，两足不温，时或怕冷，时或烘热汗出，五心烦热，烦躁易怒，腰膝酸软，口干，便艰尿频，舌红，脉沉细，可投本方合当归饮子治疗。

（4）痤疮 女性患者若见面部潮红，月经前皮疹加重，焦虑抑郁，心烦失眠多梦，两足不温，时或冷或热，烦躁易怒，腰膝酸软，口干，便艰尿频，舌红，脉沉细，可投本方酌加女贞子、旱莲草、浙贝母等中药治疗。

（5）荨麻疹 患者风团色淡红，月经前皮疹加重，伴月经不调，心烦失眠多梦，时或冷或热，烦躁易怒，舌淡红，苔薄白，脉弦细，可投本方酌加路路通、荆芥、防风治疗。

（6）黄褐斑、黑变病 患者若见形寒肢冷，五心烦热，月经不调，心烦失眠多梦，烦躁易怒，舌淡红，苔薄白，脉弦细，可投本方合二至丸和逍遥散治疗。

【注意事项】仙茅、淫羊藿有小毒，不宜长期应用，长期应用剂量宜小，建议检查肝肾功能等相关检查。

神应养真丹

（《外科正宗》）

【药物组成】羌活　天麻　当归　白芍　川芎　熟地酒蒸捣膏　木瓜　菟丝子

【服用方法】各等份为末，为蜜丸如梧桐子大。每次 9g，日 2 次，饭后温酒或盐汤送下。

【功　　用】滋肝补肾，活血祛风，养血生发。

【今用处方】羌活 10g，天麻 10g，当归 10g，白芍 10g，川芎 10g，熟地 30g，木瓜 10g，菟丝子 15g。

【方证要点】面色萎黄，心烦失眠，性情急躁，大便干结，周身皮肤干燥，毛发脱落，舌有瘀斑，脉涩。

【适用病症】

（1）白癜风　患者周身散发白斑，面部居多，面色萎黄，心烦失眠，性情急躁，大便干结，周身皮肤干燥，毛发脱落，舌有瘀斑，脉涩，可投本方酌加补骨脂、阿胶、鸡血藤、苏叶等中药治疗。

（2）斑秃、雄激素性脱发　患者面色萎黄，心烦失眠，性情急躁，大便干结，周身皮肤干燥，舌有瘀斑，脉涩，可投本方合方二至丸酌加菟丝子、制首乌等中药治疗。

（3）黄褐斑、黑变病　患者面部萎黄弥漫性色素沉着，心烦失眠，性情急躁，大便干结，周身皮肤干燥，毛发脱落，舌有瘀斑，脉涩，可投本方酌加菟丝子、女贞子、旱莲草等中药治疗。

【注意事项】服药期间，不宜食辛辣、鱼腥、浓茶等，以免影响疗效。长期服用需定期检查肝肾功能。

理气剂

柴胡疏肝散

（《证治准绳》）

【药物组成】陈皮醋炒　柴胡各二钱　川芎　香附　枳壳麸炒　芍药各一钱半　甘草五分，炙

【服用方法】水一盅半，煎八分，食前服。

【功　　用】疏肝理气，活血止痛。

【今用处方】陈皮 10g，柴胡 12g，川芎 10g，香附 10g，枳壳 10g，芍药 15g，炙甘草 10g。

【方证要点】**胁肋疼痛，胸闷善太息，情志抑郁易怒，或嗳气，脘腹胀满，脉弦。**

【适用病症】

（1）白癜风　患者若见胁肋疼痛，胸闷善太息，情志抑郁易怒，或嗳气，脘腹胀满，脉弦，可投本方酌加补骨脂、苏叶、阿胶、鹿角胶等中药治疗。

（2）黄褐斑　患者若见胁肋疼痛，胸闷善太息，情志抑郁易怒，或嗳气，脘腹胀满，脉弦，可投本方合当归芍药散治疗。

（3）神经性皮炎　患者若见胁肋疼痛，胸闷善太息，情志抑郁易怒，或嗳气，脘腹胀满，脉弦，可投本方酌加葛根、白鲜皮、地骨皮等中药治疗。

（4）扁平苔藓　患者若见胁肋疼痛，胸闷善太息，情志抑郁易怒，或嗳气，脘腹胀满，脉弦，可投本方合桂枝茯苓丸治疗。

（5）斑秃　患者若见胁肋疼痛，胸闷善太息，情志抑郁易怒，或嗳气，脘腹胀满，脉弦，可投本方酌加制首乌、菟丝子、酸枣仁、侧柏叶等中药治疗。

（6）痤疮　患者若见胁肋疼痛，胸闷善太息，情志抑郁易怒，或嗳气，脘腹胀满，脉弦，可投本方合枇杷清肺饮治疗。

【注意事项】本方芳香辛燥，易耗气伤阴，不宜久服。

金铃子散

（《素问病机气宜保命集》）

【药物组成】川楝子（金铃子） 延胡索各一两

【服用方法】为细末，每服二三钱，酒调下。温汤亦可。

【功　　用】疏肝泻热，活血止痛。

【今用处方】川楝子（金铃子）12g，延胡索 15g。

【方证要点】以胸腹胁肋诸痛，口苦，舌红苔黄，脉弦数为辨证要点。

【适用病症】

带状疱疹 患者若见胸腹胁肋疼痛，口苦，舌红苔黄，脉弦，均可投本方治疗。一般合方柴胡疏肝散、小柴胡汤、柴胡桂枝干姜汤、血府逐瘀汤、芍药甘草汤、瓜蒌红花甘草汤等方剂治疗。

【注意事项】孕妇慎用。

理血剂

血府逐瘀汤

（《医林改错》）

【药物组成】桃仁四钱　红花三钱　当归三钱　生地黄三钱　牛膝三钱　川芎一钱半　桔梗一钱半　赤芍二钱　枳壳二钱　甘草二钱　柴胡一钱

【服用方法】水煎服。

【功　　用】活血化瘀，行气止痛。

【今用处方】桃仁 12g，红花 8g，当归 10g，川芎 10~20g，生地 30g，白芍或赤芍 15~30g，牛膝 10~15g，桔梗 12~20g，枳壳 15g，炙甘草 10g，柴胡 12~15g。

【方证要点】胸中血瘀证。胸痛，头痛，日久不愈，痛如针刺而有定处，或呃逆日久不止，或饮水即呛，干呕，或内热瞀闷，或心悸怔忡，失眠多梦，急躁易怒，入暮潮热，唇暗或两目暗黑，舌质暗红，或舌有瘀斑、瘀点，脉涩或弦紧。

【适用病症】

（1）白癜风　凡白癜风日久，白斑有色岛形成，边界清楚色黑，患者容易失眠，急躁易怒，心悸，胸闷胸痛，舌暗红或有瘀斑，脉涩或弦紧，可应用此方，酌加苏叶、补骨脂、黑芝麻、黑米、黑豆、无花果之品。

（2）痤疮　患者平素精神紧张，失眠多梦，心悸，急躁易怒，两目暗黑，舌质暗红，或舌有瘀斑、瘀点，脉弦紧，可用此方酌加薏苡仁、生牡蛎、黄芩、连翘之品治疗。

（3）黄褐斑、瑞尔黑变病、眶周黑变病　患者平素常发胸痛，胸闷，心悸怔忡，头痛，失眠多梦，急躁易怒，唇暗或两目暗黑，舌质暗红，或舌有瘀斑、瘀点，脉涩或弦紧，女性同时伴有痛经，月经有血块等症。血府逐瘀汤既可治疗白癜风，又可治疗黄褐斑，因为两病同属气滞血瘀证，属“异病同治”范畴。

（4）荨麻疹 久治不愈的荨麻疹，患者素有冠心病，经常胸痛，或心悸怔忡，失眠多梦，急躁易怒，唇暗或两目暗黑，舌质暗红，或舌有瘀斑、瘀点，脉涩或弦紧，应用此方有非常满意的疗效，可合当归饮子。

（5）湿疹 患者周身泛发暗红色丘疹，斑块，干燥性鳞屑，双下肢肌肤甲错，静脉曲张，伴失眠多梦，心烦易怒，心悸胸闷，舌暗红或有瘀斑，脉涩，应用此方合桂枝茯苓丸，酌加白鲜皮、地肤子、地骨皮等清热利湿止痒之品。

（6）药疹 周身散在或密集分布的斑疹、丘疹、斑丘疹，大小不等，呈紫红或暗红色，部分出现瘀斑，舌质红绛，苔薄黄，脉弦数。多由药毒热邪入于营血，壅滞气血，血脉瘀阻，瘀血生风而致，可合犀角地黄汤加减治疗。

（7）银屑病 银屑病病久则常伴有血瘀之证，皮疹肥厚粗糙，状如松皮，舌边有瘀点，患者若见胸痛，头痛，或心悸怔忡，失眠多梦，急躁易怒，两目暗黑，舌质暗红，或舌有瘀点，脉涩，则可应用本方合桂枝茯苓丸酌加土茯苓、乌梅等中药治疗。

（8）结节性痒疹 四肢散发或密集坚硬之结节，奇痒无比，双下肢肌肤甲错，舌暗红边有痕点，脉涩，可合桂枝茯苓丸酌加蜈蚣、全蝎等搜风通络止痒之品。

（9）硬皮病 属中医“皮痹”范畴，此病多由阳气亏虚，外受寒邪所侵，日久导致血流不畅，瘀滞于肤，筋脉失养而变硬萎缩，可用本方合阳和汤治疗。

（10）过敏性紫癜 久治不愈之紫癜色暗红，患者常伴胸满烦闷，头痛，心悸怔忡，失眠多梦，急躁易怒，两目暗黑，舌质暗，舌有瘀斑，脉弦紧，可用本方合桂枝茯苓丸、四味健步汤（黄煌教授验方：石斛、赤芍、丹参、牛膝）酌加黄芪、毛冬青等化裁治疗。

（11）白色萎缩、变应性皮肤血管炎 患者若见两目暗黑，舌质暗，舌有瘀斑，脉弦，可予本方合方桂枝茯苓丸治疗。溃疡鲜红灼热剧痛可合四妙勇安汤，且生地宜用大剂量，一般为30~250g，病情缓解后，生地减至30g。

（12）色素性紫癜性皮肤病 重力和静脉压升高为本病重要的局部诱发因素。临床表现为密集成片针头大小红色、棕褐色瘀点；细小铁锈色苔藓样丘疹，伴有紫癜性皮疹；紫红色、黄色、褐色环状斑疹，其间辣椒粉样小点，可用本方合桂枝茯苓丸。

（13）带状疱疹后遗神经痛 胸胁部和头面部的带状疱疹后遗神经痛若见胸痛，头痛，或心悸怔忡，失眠多梦，急躁易怒，两目暗黑，舌质暗红，或舌有瘀点，脉涩，可应用本方酌加全蝎、蜈蚣等祛风通络止痛之品治疗。头痛剧烈者川芎剂量宜15~30g，胸部刺痛难忍者，合瓜蒌红花甘草汤，桔梗宜用15~30g。

（14）多发性寻常疣 体质壮实不虚，可用本方酌加生牡蛎、薏苡仁、夏枯草之品。

（15）斑秃 患者素来工作压力大，精神高度紧张，常感到胸闷不舒、严重失眠，时心慌，舌质紫暗，脉弦，可用此方酌加制首乌、侧柏叶、补骨脂和菟丝子治疗。

【注意事项】孕妇忌用。

通窍活血汤

（《医林改错》）

【药物组成】赤芍　川芎各一钱　桃仁研泥　红花各三钱　老葱切碎，三根　鲜姜切碎，三钱　红枣去核，七个　麝香绢包，五厘　黄酒半斤

【服用方法】前七味煎一盅，去滓，将麝香入酒内，再煎二沸，临卧服。

【功　　用】活血通窍。

【今用处方】赤芍15~30g，川芎15~20g，桃仁12g，红花9g，老葱6g，鲜姜10g，红枣12g，麝香0.16g，黄酒250g。

【方证要点】瘀阻头面证。头痛昏晕，或耳聋，脱发，面色青紫，或酒渣鼻，或白癜风，以及妇女干血痨，小儿疳积见肌肉消瘦、腹大青筋、潮热等。

【适用病症】

白癜风 王清任认为白癜风由“血瘀于皮里”所致，主张采用通窍活血汤进行治疗。方中赤芍、川芎行血活血，桃仁、红花活血通络，麝香开窍，葱、姜通阳，黄酒通络，佐以大枣缓各芳香辛窜药物之性。全方功能通络开窍、行血活血。麝香昂贵，可用白芷代替，且白芷也是治疗白癜风最为常用

的药物之一。

其余治疗适应症可参考血府逐瘀汤。

【注意事项】孕妇慎用。

膈下逐瘀汤

（《医林改错》）

【药物组成】五灵脂炒　川芎　丹皮　赤芍　乌药各二钱　当归　桃仁研泥　红花　甘草各三钱　延胡索一钱　香附　枳壳各一钱半

【服用方法】水煎服。

【功　　用】活血祛瘀，行气止痛。

【今用处方】五灵脂10g，川芎10~20g，丹皮10g，赤芍10~30g，乌药6g，当归10g，桃仁12g，红花8g，炙甘草10g，延胡索10g，香附10g，枳壳15g。

【方证要点】瘀血阻滞膈下证。膈下瘀血蓄积；或腹中胁下有痞块；或肚腹疼痛，痛处不移；或卧则腹坠似有物者。

【适用病症】

（1）带状疱疹　发生在胸胁腹部的带状疱疹或带状疱疹后遗神经痛。若见舌质紫暗，瘀点或瘀斑，脉沉实有力，可投本方治疗。

（2）酒糟鼻　患者体质壮实，面鼻部酒糟鼻皮疹暗红，密集脓疱，疼痛或不同程度瘙痒，可投本方酌加制大黄、白芷、薏苡仁等中药治疗。

【注意事项】孕妇慎用。

少腹逐瘀汤

（《医林改错》）

【药物组成】小茴香七粒，炒　干姜二分，炒　官桂一钱　延胡索一钱　没药二钱，研　川芎二钱　赤芍二钱　五灵脂二钱，炒　当归三钱　蒲黄三钱，生

【服用方法】水煎服。

【功　　用】活血祛瘀，温经止痛。

【今用处方】小茴香1.5g，干姜8g，官桂10g，延胡索10g，没药3g，川芎10g，赤芍10g，五灵脂6g，当归10g，蒲黄10g。

【方证要点】寒凝血瘀证。少腹瘀血积块疼痛或不痛，或痛而无积块，或少腹胀满，或经期腰酸，少腹作胀，或月经一月见三五次，接连不断，断而又来，其色或紫或黑，或有瘀块，或崩漏兼少腹疼痛等症。

【适用病症】

（1）白癜风 发生在腹部的白癜风，顽固不愈，患者伴腹部胀满，舌瘀，脉弦涩。女性月经一月见三五次，接连不断，断而又来，其色或紫或黑，或有瘀块，可投本方治疗酌加补骨脂、鸡血藤、苏叶治疗。

（2）带状疱疹后遗症 发生在腹部的带状疱疹后遗神经痛，顽固不愈，剧烈疼痛，伴腹部胀满，舌瘀，脉弦涩。女性月经一月见三五次，接连不断，断而又来，其色或紫或黑，或有瘀块，可投本方治疗。

【注意事项】

（1）孕妇慎用。

（2）没药长期大剂量应用可伤肝，不宜长期应用。

身痛逐瘀汤

（《医林改错》）

【药物组成】秦艽　羌活　香附各一钱　川芎　甘草　没药　五灵脂炒　地龙去土，各二钱　牛膝　桃仁　红花　当归各三钱

【服用方法】水煎服。

【功　　用】活血行气，祛风除湿，通痹止痛。

【今用处方】秦艽10g，羌活5g，香附10g，川芎10g，炙甘草10g，没药5g，五灵脂（炒）6g，地龙10g，牛膝10g，桃仁10g，红花8g，当归10g。

【方证要点】瘀血痹阻经络证。肩痛，臂痛，腰痛，腿痛。或周身疼痛经久不愈。

【适用病症】

（1）银屑病 静止期的银屑病，皮疹表现为斑块，干燥性鳞屑，瘙痒，伴肩痛，臂痛，腰痛，腿痛或周身疼痛经久不愈。舌质紫暗，瘀点，脉涩有

力，可投本方，酌加菝葜、乌梅、土茯苓等中药。

（2）带状疱疹后遗神经痛 发生在肩臂，腰腿部带状疱疹后遗神经痛。若见舌质紫暗，瘀点，脉涩有力，可投本方，酌加桂枝、白芍、全蝎等中药。

【注意事项】

（1）孕妇慎用。

（2）没药长期大剂量应用可伤肝，不宜长期应用，用药后建议检查肝肾功能。

补阳还五汤

（《医林改错》）

【药物组成】黄芪生，四两　当归尾二钱　赤芍一钱半　地龙去土，一钱　川芎一钱　红花一钱　桃仁一钱

【服用方法】水煎服。

【功　　用】补气，活血，通络。

【今用处方】黄芪 30~120g，当归 10g，赤芍 15g，地龙 10g，川芎 15g，红花 8g，桃仁 12g。

【方证要点】以半身不遂，口眼歪斜，舌暗淡，苔白，脉缓无力为辨证要点。

【适用病症】

（1）白癜风 患者面色萎黄虚胖，气短懒言，疲倦乏力，口角流涎，小便频数或尿频或夜尿频，舌暗淡，苔白，脉缓无力，可投本方酌加补骨脂、菟丝子、仙茅、淫羊藿等中药治疗。

（2）硬皮病 患者面色萎黄，气短懒言，疲倦乏力，口角流涎，小便频数或尿频或夜尿频，舌暗淡，苔白，脉缓无力，可投本方酌加白术、苍术等中药治疗。

（3）瘀积性皮炎 患者面色萎黄虚胖，气短懒言，疲倦乏力，口角流涎，小便频数或尿频或夜尿频，舌暗淡，苔白，脉缓无力，可投本方合桂枝茯苓丸治疗。

（4）黄褐斑 患者面色萎黄虚胖，气短懒言，疲倦乏力，口角流涎，小便频数或尿频或夜尿频，舌暗淡，苔白，脉缓无力，可投本方酌加菟丝子、

白术等中药治疗。

（5）斑秃 患者面色萎黄虚胖，气短懒言，疲倦乏力，失眠多梦口角流涎，小便频数或尿频或夜尿频，舌暗淡，苔白，舌底脉络迂曲粗大，脉缓无力，可投本方酌加补骨脂、菟丝子、制首乌、柴胡、煅龙骨、煅牡蛎等中药治疗。

（6）带状疱疹后遗神经痛 患者面色萎黄虚胖，气短懒言，疲倦乏力，失眠多梦口角流涎，小便频数或尿频或夜尿频，舌暗淡，苔白，舌底脉络迂曲粗大，脉缓无力，可投本方酌加全蝎、蜈蚣、徐长卿等中药治疗。

（7）慢性荨麻疹 患者风团色淡，遇劳发作或加重，面色萎黄虚胖，气短懒言，疲倦乏力，失眠多梦口角流涎，小便频数或尿频或夜尿频，舌暗淡，苔白，舌底脉络迂曲粗大，脉缓无力，可投本方酌加路路通、荆芥、防风等中药治疗。

（8）结节性红斑、过敏性紫癜、变应性皮肤血管炎、白色萎缩 患者面色萎黄虚胖，气短懒言，疲倦乏力，失眠多梦口角流涎，小便频数或尿频或夜尿频，舌暗淡，苔白，舌底脉络迂曲粗大，脉缓无力，可投本方酌加毛冬青、仙鹤草、牛膝、山药等中药治疗。

（9）瘙痒症 患者周身皮肤瘙痒，面色萎黄虚胖，气短懒言，疲倦乏力，失眠多梦口角流涎，小便频数或尿频或夜尿频，舌暗淡，苔白，舌底脉络迂曲粗大，脉缓无力，可投本方酌加荆芥、防风、全蝎等中药治疗。

（10）多汗症 患者汗出如水，无味，面色萎黄虚胖，气短懒言，疲倦乏力，失眠多梦口角流涎，小便频数或尿频或夜尿频，舌暗淡，苔白，舌底脉络迂曲粗大，脉缓无力，可投本方酌加糯稻根、麻黄根、浮小麦、白术、防风等中药治疗。

【注意事项】使用本方需久服才能有效，愈后还应继续服用，以巩固疗效，防止复发，王氏谓："服此方愈后，药不可断，或隔三五日吃一付，或七八日吃一付。"但若中风后半身不遂属阴虚阳亢，痰阻血瘀，见舌红苔黄、脉洪大有力者，非本方所宜。

复元活血汤

（《医学发明》）

【药物组成】柴胡半两 瓜蒌根 当归各三钱 红花 甘草 穿山甲炮，各二钱 大黄酒浸，一两 桃仁酒浸，去皮尖，研如泥，五十个

【服用方法】除桃仁外，锉如麻豆大，每服一两，水一盏半，酒半盏，同煎至七分，去滓，大温服之，食前。以利为度，得利痛减，不尽服。现代用法：共为粗末，每服30g，加黄酒30ml，水煎服。

【功　　用】活血祛瘀，疏肝通络。

【今用处方】柴胡15g，瓜蒌根15g，当归10g，红花8g，炙甘草10g，穿山甲3~6g（微波炉烤焦或研末兑服），酒大黄10g，桃仁10g。

【方证要点】以胁肋瘀肿疼痛，痛不可忍为辨证要点。

【适用病症】

（1）带状疱疹　患者带状疱疹后遗神经痛若见胁肋瘀肿疼痛，痛不可忍，舌头瘀，脉涩，可投本方酌加桔梗、全蝎等中药治疗。

（2）银屑病　患者皮疹以斑块和银白色鳞屑为主，若见舌头瘀，脉涩，可投本方酌加补骨脂、蒺藜、土茯苓、乌梅等中药治疗。

【注意事项】

（1）运用本方，服药后应"以利为度"，若虽"得利痛减"，而病未痊愈，需继续服药者，必须更换方剂或调整原方剂量。

（2）脾胃虚弱者慎服。

（3）孕妇忌服。

活络效灵丹

（《医学衷中参西录》）

【药物组成】当归 丹参 生明乳香 生明没药各五钱

【服用方法】上四味，作汤服。若为散剂，一剂分作四次服，温酒送下。

【功　　用】活血祛瘀，通络止痛。

【今用处方】当归10g，丹参30g，乳香5g，没药5g。

【方证要点】心腹疼痛，或腿臂疼痛，或跌打瘀肿，或内外疮疡，以及癥

瘕积聚等。

【适用病症】

（1）带状疱疹后遗神经痛 患者若见胸胁、心腹、腿臂疼痛，舌瘀，可投本方治疗。

（2）结节性红斑 患者双下肢散在红斑结节疼痛明显，舌瘀，可投本方合桂枝茯苓丸治疗。

【注意事项】

（1）孕妇慎用，无血瘀滞者忌用。

（2）乳香、没药伤肝，肝功能损害者慎服。不可长时间服用。

（3）乳香、没药，香烈辛苦，用量过度，服药往往引起恶心或呕吐，因此，须减其剂量，以5g为宜。

（4）伤科疾病非瘀血者慎用，孕妇忌用。

四味健步汤

（《黄煌经方使用手册》）

【药物组成】赤芍　石斛　怀牛膝　丹参

【服用方法】以水1200ml，煮沸后调至文火再煎煮50分钟，取汤液300ml，分2~3次温服。

【功　　用】活血化瘀。

【今用处方】赤芍30g，石斛30g，怀牛膝30g，丹参20g。

【方证要点】治疗腰腿痛和下肢疼痛为特征的瘀血性疾病。

【适用病症】

（1）丹毒 患者丹毒反复发作，双下肢片状暗红色斑，肿胀，轻度压痛，自觉轻度疼痛，可投本方合桂枝茯苓丸治疗。

（2）瘙痒症 患者皮肤干燥，便秘，舌瘀，可投本方合当归饮子治疗。

（3）过敏性紫癜、结节性红斑、白色萎缩、变应性皮肤血管炎 患者体质壮实，便秘，舌瘀，可投本方合桂枝茯苓丸或与乌蛇荣皮汤合方治疗。

【注意事项】本方为活血化瘀方，主治以腰部及下肢疼痛为特征的瘀血性疾病。无瘀血者慎用。

治风剂

川芎茶调散

（《太平惠民和剂局方》）

【药物组成】川芎　荆芥去梗，各四两　白芷　羌活　甘草各二两　细辛一两，去节　防风一两半，去芦　薄荷八两，不见火

【服用方法】上为细末，每服二钱，食后清茶调下。

【功　　用】疏风止痛。

【今用处方】川芎 15g，荆芥 12g，白芷 10g，羌活 10g，甘草 10g，细辛 10g，防风 10g，薄荷 10g。

【方证要点】风邪头痛，或有恶寒，发热，鼻塞，脉浮。

【适用病症】

（1）脂溢性皮炎　患者若见头痛，恶寒，鼻塞，脉浮，可投本方合荆防败毒散酌加薏苡仁治疗。

（2）痤疮　以白头粉刺为主要皮疹，散在少许红色炎性丘疹，患者若见头痛，恶寒，鼻塞，脉浮，可投荆防败毒散治疗。

（3）带状疱疹　疱疹发于头部，若见头痛，恶寒，鼻塞，脉浮，可投本方治疗。

（4）荨麻疹　患者若见头痛，恶寒，鼻塞，脉浮，可投本方合荆防败毒散酌加路路通治疗。

【注意事项】

（1）本方辛散药物较多，故凡久病气虚、血虚，或肝肾不足，阳气亢盛之头痛，则非本方所宜。

（2）本方的服法是饭后用清茶调服。

消风散

（《外科正宗》）

【药物组成】当归　生地　防风　蝉蜕　知母　苦参　胡麻　荆芥　苍术　牛蒡子　石膏各一钱　甘草　木通各五分

【服用方法】水二盅，煎至八分，食远服。

【功　　用】疏风除湿，清热养血。

【今用处方】当归10g，生地30~150g，防风10g，蝉蜕6g，知母10g，苦参10g，胡麻10g，荆芥10g，苍术10g，牛蒡子10g，石膏30g，甘草10g，木通10g。

【方证要点】主治风疹、湿疹。皮肤瘙痒，疹出色红，或遍身云片斑点，抓破后渗出津水，口渴，苔白或黄，脉浮数。

【适用病症】

（1）荨麻疹　患者周身皮肤干燥，口渴，苔白或黄，脉浮数，可投本方酌加路路通、徐长卿等中药治疗。

（2）湿疹　患者皮疹以丘疹、红斑为主，散在少量鳞屑和水疱伴口渴，苔白或黄，脉浮数，可投本方酌加白鲜皮、地骨皮、地肤子等中药治疗。

（3）异位性皮炎　患者周身皮肤干燥，口渴，苔白或黄，脉浮数，可投本方酌加白术、柴胡、黄芩、制首乌等中药治疗。

（4）激素依赖性皮炎　患者面部红斑肿胀无明显渗出，自觉灼热瘙痒，口渴，苔白或黄，脉浮数，可投本方治疗。生地剂量可用100~250g。

（5）银屑病　患者皮疹以丘疹鳞屑为主，口渴，苔白或黄，脉浮数，可投本方酌加乌梅、莪蒺、薏苡仁、土茯苓等中药治疗。

（6）接触性皮炎　患者若见口渴，苔白或黄，脉浮数，可投本方治疗。生地剂量可用30~100g。

（7）瘙痒症　患者周身皮肤干燥，口渴，苔白或黄，脉浮数，可投本方酌加刺蒺藜、制首乌等中药治疗。

（8）痤疮　患者若见口渴、苔白或黄，脉浮数，可投本方酌加连翘、薏苡仁、浙贝母、白芷等中药治疗。

【注意事项】

（1）若风疹属虚寒者，则不宜用。

（2）服药期间，应忌食辛辣、鱼腥、烟酒、浓茶等，以免影响疗效。

当归饮子

（《济生方》）

【药物组成】当归去芦　白芍药　川芎　生地黄洗　白蒺藜炒，去尖　防风　荆芥穗各一两　何首乌　黄芪去芦　甘草炙，各半两

【服用方法】每服四钱，水一盏半，加生姜五片，煎至八分，去滓温服，不拘时候。

【功　　用】补益肝肾，养血祛风。

【今用处方】当归10g，白芍10g，川芎10g，生地15g，白蒺藜10g，防风10g，荆芥穗10g，制首乌10g，黄芪30g，炙甘草10g，生姜10g。

【方证要点】周身皮肤干燥，皮疹色暗红，双下肢肌肤甲错，夜间瘙痒明显，舌瘀紫，脉涩。

【适用病症】

（1）瘙痒症　周身皮肤干燥，皮疹色暗红，双下肢肌肤甲错，夜间瘙痒明显，舌瘀紫，脉涩，可投本方治疗，特别是老年患者应用机会尤其多。

（2）慢性荨麻疹　风团肤色或淡红色，患者面色微黄，虚胖，周身皮肤干燥，双下肢肌肤甲错，夜间病情尤重，舌瘀，脉涩，可投本方酌加荆芥、防风、路路通、白鲜皮、地骨皮等中药治疗。

（3）银屑病　周身皮肤干燥，皮疹以暗红色斑块，干燥性鳞屑为主，双下肢肌肤甲错，舌瘀，脉涩，可投本方酌加菝葜、乌梢蛇、乌梅、土茯苓治疗。

（4）结节性痒疹　四肢散在或密集坚实之暗红色结节，双下肢肌肤甲错，夜间瘙痒明显，可投本方酌加全蝎、白鲜皮、白术治疗。

（5）慢性湿疹、神经性皮炎、异位性皮炎　周身皮肤干燥脱屑，皮疹以苔藓样变或斑块为主，双下肢肌肤甲错，舌瘀，脉涩，可投本方酌加白鲜皮、地骨皮等中药治疗。

（6）鱼鳞病 周身皮肤呈鱼鳞状或蛇皮状改变，双下肢尤其严重，夜间瘙痒明显，平素无汗或少汗，可投本方合三拗汤治疗。

（7）皮肤皲裂症 手足皮肤粗糙皲裂，严重者出血疼痛，可投本方酌加白芷、白及治疗。外用湿润烧伤膏或紫草油。

【注意事项】服药期间，不宜食辛辣、鱼腥、浓茶等，以免影响疗效，制首乌剂量不宜过大，长期服用应定期检查肝肾功能。

牵正散

（《杨氏家藏方》）

【药物组成】白附子　白僵蚕　全蝎去毒，并生用，各等份

【服用方法】上细为末，每服一钱，热酒调下，不拘时候。

【功　　用】祛风化痰，通络止痉。

【今用处方】白附子 10g，白僵蚕 10g，全蝎 5g。

【方证要点】主治风中头面经络。口眼歪斜，或面肌抽动，舌淡红，苔白。临床常用于治疗颜面神经麻痹、三叉神经痛、偏头痛等属于风痰阻络者。用以卒然口眼歪斜为辨证要点。

【适用病症】

（1）白癜风 患者素有头痛头昏，鼻塞鼻痒，喷嚏连连，畏寒流涕，舌淡红，苔白，可投本方合当归四逆汤和玉屏风酌加补骨脂、五味子、白芷等中药治疗。

（2）结节性痒疹、荨麻疹 患者素有头痛头昏，鼻塞鼻痒，喷嚏连连，畏寒流涕，舌淡红，苔白，可投本方合过敏煎和小青龙汤治疗。

【注意事项】

（1）若属气虚血瘀，或肝风内动之口眼歪斜、半身不遂，不宜使用。方中白附子和全蝎有一定的毒性，用量宜慎。

（2）凝血功能障碍者慎服。

（3）对异体蛋白过敏者慎服。

玉真散

（《外科正宗》）

【药物组成】生白附子　生天南星　天麻　白芷　防风　羌活各等份

【服用方法】上为细末，每服二钱，用热酒一盅调服。外用适量，敷伤处。若牙关紧急、腰背反张者，每服三钱，用热童便调服。

【功　　用】祛风化痰，定搐止痉。

【今用处方】白附子10g，天南星6g，天麻10g，白芷6g，防风10g，羌活6g。

【方证要点】主治破伤风。症见牙关紧急，口撮唇紧，身体强直，角弓反张，甚则咬牙缩舌，脉弦紧。临床常用于治疗破伤风、面神经炎、神经根型颈椎病、舞蹈病等属风痰内窜经脉者，亦可用于狂犬咬伤。

【适用病症】

（1）荨麻疹　患者平素头痛畏风寒，晨起咯痰，双小腿容易抽筋，舌淡，苔白腻，脉濡。

（2）银屑病　患者皮疹以斑块，干燥性鳞屑为主，平素头痛畏风寒，晨起咯痰，双小腿容易抽筋，舌淡，苔白腻，脉濡，可投本方合方桂枝汤治疗。

【注意事项】

（1）方中药性偏于温燥，易耗气伤津，破伤风而见津气两虚者，不宜使用。

（2）肝经热盛动风者忌用。

（3）孕妇禁用。

（4）白附子、生天南星均有毒性，不得过量或久用。

镇肝熄风汤

（《医学衷中参西录》）

【药物组成】怀牛膝　生赭石轧细，各一两　生龙骨捣碎　生牡蛎捣碎　生龟板捣碎　生杭芍　玄参　天冬各五钱　川楝子捣碎　生麦芽　茵陈各二钱　甘

草钱半

【服用方法】水煎服。

【功　　用】镇肝熄风，滋阴潜阳。

【今用处方】怀牛膝 30g，生赭石 30g，生龙骨 30g，生牡蛎 30g，生龟板 15g，白芍 30g，玄参 12g，天冬 15g，川楝子 6g，生麦芽 15g，茵陈 15g，炙甘草 6g。

【方证要点】头目眩晕，目胀耳鸣，脑部热痛，面色如醉，心中烦热，或时常噫气，或肢体渐觉不利，口眼渐形歪斜；甚或眩晕颠仆，昏不知人，移时始醒，或醒后不能复原，脉弦长有力。

【适用病症】

（1）皮肤瘙痒症　中老年伴有高血压的患者若见眩晕，目胀耳鸣，面色如醉，心烦易怒失眠，舌质红脉弦，可投本方治疗。

（2）神经性皮炎　患者若见眩晕耳鸣，面色如醉，心烦易怒失眠，舌质红脉弦，可投本方治疗。

（3）慢性荨麻疹　患者若见眩晕耳鸣，面色如醉，心烦易怒失眠，舌质红脉弦，可投本方酌加乌梅、路路通、荆芥、防风治疗。

（4）结节性痒疹　患者若见眩晕耳鸣，面色如醉，心烦易怒失眠，舌质红脉弦，可投本方酌加全蝎、乌梅、路路通、荆芥、防风治疗。

（5）斑秃　患者若见眩晕耳鸣，面色如醉，心烦易怒失眠，舌质红脉弦，可投本方酌加菟丝子、侧柏叶、制首乌等中药治疗。

（6）银屑病　患者若见眩晕耳鸣，面色如醉，心烦易怒失眠，舌质红脉弦，可投本方酌加白鲜皮、土茯苓、乌梅、蒺藜等中药治疗。

【注意事项】

（1）若属气虚血瘀之风，则不宜使用本方。

（2）石类药物碍胃，不可久服。长期服用建议检查肝肾功能。

天麻钩藤饮

（《杂病证治新义》）

【药物组成】天麻 9g　川牛膝　钩藤后下，各 12g　石决明先煎，18g　山栀

杜仲　黄芩　益母草　桑寄生　夜交藤　朱茯神各9g

【服用方法】水煎服。

【功　　用】平肝熄风，清热活血，补益肝肾。

【今用处方】天麻10g，川牛膝1g，钩藤（后下）30g，石决明（先煎）20g，栀子10g，杜仲10g，黄芩10g，益母草15g，桑寄生30g，夜交藤30g，茯神10g。

【方证要点】头痛，眩晕，失眠，舌红苔黄，脉弦。

【适用病症】

（1）荨麻疹　患者素有头痛，眩晕，失眠，舌红苔黄，脉弦，可投本方酌加防风、荆芥、路路通、乌梅等中药治疗。

（2）湿疹　患者素有头痛，眩晕，失眠，舌红苔黄，脉弦，可投本方酌加土茯苓、白鲜皮、地骨皮、紫草等中药治疗。

（3）雄激素性脱发　患者素有头痛，眩晕，失眠，舌红苔黄，脉弦，可投本方酌加菟丝子、女贞子、旱莲草、薏仁、制首乌等中药治疗。

（4）银屑病　患者素有头痛，眩晕，失眠，舌红苔黄，脉弦，可投本方酌加土茯苓、菝葜、乌梅等中药治疗。

（5）毛囊炎　头部油腻，反复起红斑、丘疹、脓疱，自觉疼痛和瘙痒，患者素有头痛，眩晕，失眠，舌红苔黄，脉弦，可投本方酌加银花、连翘等中药治疗。

【注意事项】脾胃虚弱者慎用。

乌蛇荣皮汤

（《李可老中医急危重症疑难病经验专辑》）

【药物组成】生地（黄酒浸）30g　当归30g　桂枝10g　赤芍15g　川芎　桃仁　红花各10g　丹皮　紫草各15g　定风丹60g　白鲜皮　乌蛇肉（蜜丸先吞）30g　炙甘草10g　鲜生姜10片　大枣10枚（注：定风丹60g即制首乌30g炒白蒺藜30g）

【服用方法】以水1400ml，煮沸后调文火再煎煮40分钟，取汤液300ml，分2～5次温服。

【功　　用】调和营卫，养血润燥。

【今用处方】生地30g，当归10g，桂枝10g，赤芍15g，川芎10g，桃仁10g，红花10g，丹皮15g，紫草15g，制首乌30g，刺蒺藜30g，白鲜皮30g，乌梢蛇30g，炙甘草10g，生姜10g，大枣10g。

【方证要点】皮肤干燥，枯槁无华，自觉瘙痒，皮疹干燥色暗红，肌肤燥热，舌瘀，脉涩。

【适用病症】

白癜风、黄褐斑、寻常型银屑病、湿疹、玫瑰糠疹、荨麻疹、皮肤划痕症、瘙痒症、痤疮、神经性皮炎、白塞病、过敏性紫癜、变应性皮肤血管炎、白色萎缩　患者皮肤干燥，皮疹色暗，舌瘀，脉涩，均可投本方治疗。

【注意事项】

（1）生首乌对肝功能有损害，制首乌长期大剂量应用建议检查肝肾功能。

（2）临床长期应用，剂量可酌减。

（3）渗出性湿疹、皮炎均应忌用。

过敏煎

（祝谌予教授验方）

【药物组成】防风　银柴胡　乌梅　五味子　甘草各10g

【服用方法】用水煎煮后去渣取汁，每日服1剂，分早晚两次服下。

【功　　用】益气固表、柔肝息风、抗过敏。

【今用处方】防风10g，银柴胡10g，乌梅15g，五味子10g，炙甘草10g。

【方证要点】凡过敏试验阳性者，均可采用本方。临床症见口渴，口干，汗出者应用更佳。

【适用病症】

（1）白癜风　患者素有过敏性鼻炎或哮喘，容易感冒，平素口渴，口干，多汗，可投本方合桂枝加龙骨牡蛎汤、玉屏风散，酌加补骨脂、女贞子、苏叶、旱莲草治疗。

（2）荨麻疹　患者素有过敏性鼻炎或哮喘，容易感冒，平素口渴，口干，多汗，可投本方合桂枝加龙骨牡蛎汤、玉屏风散，酌加路路通、荆芥、防风等中药治疗。

（3）过敏性紫癜 患者素有过敏性鼻炎或哮喘，容易感冒，平素口渴，口干，多汗，可投本方合桂枝汤、桂枝茯苓丸治疗。

（4）银屑病 患者素有过敏性鼻炎或哮喘，容易感冒，平素口渴，口干，多汗，可投本方合当归饮子、桂枝汤治疗。

【注意事项】

（1）服药期间，不宜食辛辣、鱼腥、浓茶等，以免影响疗效。

（2）胃酸过多患者慎用。

治燥剂

杏苏散

（《温病条辨》）

【药物组成】苏叶　半夏　茯苓　前胡　杏仁　苦桔梗　枳壳　橘皮　甘草　大枣　生姜

【服用方法】水煎温服。

【功　　用】清宣凉燥，宣肺化痰。

【今用处方】苏叶 10g，半夏 10g，茯苓 10g，前胡 10g，杏仁 10g，桔梗 10g，枳壳 10g，橘皮 10g，炙甘草 10g，大枣 10g，生姜。

【方证要点】**恶寒无汗，鼻塞，头痛，咳嗽痰稀，咽干，苔白，脉弦。**

【适用病症】

荨麻疹　患者周身反复起风团，淡红色，伴恶寒无汗，咳嗽痰稀，咽干，苔白，脉弦浮，可投本方酌加荆芥、防风、蝉蜕、路路通等中药治疗。

【注意事项】服药期间，不宜食辛辣、鱼腥、浓茶等，以免影响疗效。长期服用需定期检查肝肾功能。

清燥救肺汤

（《医门法律》）

【药物组成】桑叶三钱，经霜者，去枝、梗，净叶　石膏二钱五分，煅　甘草一钱　胡麻仁一钱，炒，研　真阿胶八分　枇杷叶一片，刷去毛，蜜涂，炙黄　麦门冬一钱二分，去心　人参七分　杏仁七分，泡，去皮尖，炒黄

【服用方法】水一碗，煎六分，频频二三次，滚热服。

【功　　用】清燥润肺，养阴益气。

【今用处方】桑叶 10g，石膏 15g，炙甘草 10g，胡麻仁 12g，阿胶 10g，枇杷叶 10g，麦门冬 15g，人参 5g，杏仁 10g。

【方证要点】身热头痛，干咳无痰，气逆而喘，咽喉干燥，鼻燥，心烦口渴，胸满胁痛，舌干少苔，脉虚大而数。

【适用病症】

（1）银屑病 患者皮疹干燥刺痛瘙痒，身热头痛，干咳无痰，气逆而喘，咽喉干燥，鼻燥，心烦口渴，胸满胁痛，舌干少苔，脉虚大而数，可投本方酌加乌梅、蒺藜等中药治疗。

（2）老年瘙痒症 患者皮肤干燥，干咳无痰，气逆而喘，咽喉干燥，鼻燥，心烦口渴，胸满胁痛，舌干少苔，脉虚大而数，可投本方合四物汤治疗。

（3）红皮病 患者皮肤干燥，干咳无痰，气逆而喘，咽喉干燥，鼻燥，心烦口渴，胸满胁痛，舌干少苔，脉虚大而数，可投本方治疗。

（4）手足皲裂症 患者皮肤干燥，干咳无痰，气逆而喘，咽喉干燥，鼻燥，心烦口渴，胸满胁痛，舌干少苔，脉虚大而数，可投本方合四物汤治疗。

【注意事项】服药期间，不宜食辛辣、鱼腥、浓茶等，以免影响疗效。长期服用需定期检查肝肾功能。

祛湿剂

柴平汤

（《景岳全书》）

【药物组成】柴胡　人参　半夏　黄芩　甘草　陈皮　苍术　厚朴

【服用方法】水二盅，加姜枣煎服。

【功　　用】和解少阳，祛湿和胃。

【今用处方】柴胡 12g，人参 10g，半夏 10g，黄芩 10g，炙甘草 10g，陈皮 15g，苍术 15g，厚朴 10g，生姜 10g，大枣 10g。

【方证要点】一身尽痛，手足沉重，汗多热少，脉濡。

【适用病症】

（1）荨麻疹　患者若见胃脘胀闷，纳差，苔腻，脉濡，可投本方酌加荆芥、防风、路路通治疗。

（2）湿疹　患者若见胃脘胀闷，纳差，苔腻，脉濡，可投本方酌加土茯苓、藿香、白鲜皮等中药治疗。

（3）痤疮　患者若见胃脘胀闷，纳差，苔腻，脉濡，可投本方酌加白芷、薏苡仁、苍术等中药治疗。

【注意事项】服药期间，不宜食辛辣、鱼腥、浓茶等，以免影响疗效。长期服用需定期检查肝肾功能。

藿香正气散

（《太平惠民和剂局方》）

【药物组成】大腹皮　白芷　紫苏　茯苓去皮，各一两　半夏曲　白术　陈皮去白　厚朴去粗皮，姜汁炙　苦桔梗各二两　藿香去土，三两　甘草炙，二两半

【服用方法】上为细末，每服二钱，水一盏，姜三片，枣一枚，同煎至七分，热服，如欲出汗，衣被盖，再煎并服。

【功　　用】解表化湿，理气和中。

【今用处方】大腹皮10g，白芷10g，紫苏10g，茯苓10g，制半夏10g，白术10g，陈皮10g，厚朴10g，桔梗10g，藿香10g，炙甘草10g，生姜10g，大枣10g。

【方证要点】主治外感风寒，内伤湿滞证。恶寒发热，头痛，胸膈满闷，脘腹疼痛，恶心呕吐，肠鸣泄泻，舌苔白腻，以及山岚瘴疟等。

【适用病症】

（1）痤疮　患者若见胸膈满闷，脘腹疼痛，恶心呕吐，肠鸣泄泻，舌苔白腻，可投本方酌加连翘、薏苡仁等中药治疗。

（2）荨麻疹　患者若见发热恶寒，头痛，胸膈满闷，脘腹疼痛，恶心呕吐，肠鸣泄泻，舌苔白腻，可投本方酌加荆芥、防风、路路通、蝉蜕等中药治疗。食海鲜引起的荨麻疹应用本方机会颇多。

（3）夏季皮炎、痱子　患者每于夏季起大片红斑、丘疹、水疱、丘疱疹，剧痒，在空调房症状可明显减轻，或天气转凉后可自然减轻或消退，患者若见舌苔白腻，可投本方内服外治。

（4）汗疱疹　患者双手足密集深在性水疱，瘙痒明显，若见肠鸣泄泻，舌苔白腻，可投本方治疗。

（5）带状疱疹　患者若见发热恶寒，胸膈满闷，肠鸣泄泻，舌苔白腻，可投本方酌加柴胡、徐长卿、马齿苋、鱼腥草等中药治疗。

（6）结节性痒疹　患者周身散在结节，以四肢为重，奇痒无比，若见畏寒，胸膈满闷，肠鸣泄泻，舌苔白腻，可投本方酌加全蝎、蜈蚣、徐长卿、荆芥、防风等中药治疗。

【注意事项】本方重在化湿和胃，解表散寒之力较弱，故服后宜温覆以助解表。湿热霍乱之吐泻，则非本方所宜。

三仁汤

（《温病条辨》）

【药物组成】杏仁五钱　飞滑石六钱　白通草二钱　白蔻仁二钱　竹叶二钱

厚朴二钱　生薏苡仁六钱　半夏五钱

【服用方法】甘澜水八碗，煮取三碗，每服一碗，日三服。

【功　　用】宣畅三焦，清利湿热。

【今用处方】杏仁 12g，滑石 20g，通草 6g，白蔻仁 6g，竹叶 10g，厚朴 12g，薏苡仁 30g，半夏 15g。

【方证要点】**头痛恶寒，身重疼痛，肢体倦怠，面色淡黄，胸闷不饥，午后身热，苔白不渴、脉弦细而濡。**

【适用病症】

（1）痤疮、脂溢性皮炎　患者面色淡黄，身重疼痛，肢体倦怠，口淡不渴，胸闷不饥，苔白腻、脉濡，可投本方酌加连翘、藿香、白芷、浙贝母等中药治疗。

（2）掌跖脓疱病　患者面色淡黄，身重疼痛，肢体倦怠，口淡不渴，胸闷不饥，苔白腻、脉濡，可投本方酌加连翘、藿香、白芷、土茯苓等中药治疗。

（3）天疱疮　患者面色淡黄，身重疼痛，肢体倦怠，口淡不渴，胸闷不饥，苔白腻、脉濡，可投本方酌加土茯苓、苍术等中药治疗。

（4）荨麻疹　患者面色淡黄，身重疼痛，肢体倦怠，口淡不渴，胸闷不饥，苔白腻、脉濡，可投本方酌加荆芥、防风、蝉蜕、路路通等中药治疗。

（5）雄激素性脱发　患者面色淡黄，身重疼痛，肢体倦怠，口淡不渴，胸闷不饥，苔白腻、脉濡，可投本方酌加侧柏叶、白芷、制首乌、木瓜、土茯苓等中药治疗。

（6）湿疹　患者面色淡黄，身重疼痛，肢体倦怠，口淡不渴，胸闷不饥，苔白腻、脉濡，可投本方酌加白鲜皮、地骨皮、苍术、土茯苓等中药治疗。

【注意事项】舌苔黄腻，热重于湿者则不宜使用。

甘露消毒丹

（《医效秘传》）

【药物组成】飞滑石十五两　淡黄芩十两　绵茵陈十一两　石菖蒲六两　川贝母　木通各五两　藿香　连翘　白蔻仁　薄荷　射干各四两

【服用方法】生晒研末，每服三钱，开水调下，或神曲糊丸，如弹子大，开水化服亦可。

【功　　用】利湿化浊，清热解毒。

【今用处方】滑石15g，黄芩10g，茵陈30g，石菖蒲10g，川贝母（研末服）5g、木通10g，藿香10g，连翘30g，白蔻仁10g，薄荷10g，射干10g。

【方证要点】**发热倦怠，胸闷腹胀，肢酸，咽痛，身目发黄，颐肿口渴，小便短赤，泄泻淋浊，舌苔白或厚腻或干黄，脉濡数或滑数。**

【适用病症】

（1）荨麻疹　患者自觉倦怠，胸闷腹胀，口渴咽痛，小便短赤，大便臭秽黏腻不爽，舌苔厚腻，脉濡数或滑数，可投本方酌加荆芥、防风、路路通等中药治疗。

（2）痤疮　患者自觉倦怠，腹胀，口渴咽痛，小便短赤，大便臭秽黏腻不爽，舌苔厚腻，脉濡数或滑数，可投本方酌加白芷、薏苡仁等中药治疗。

（3）湿疹　患者自觉倦怠，胸闷腹胀，口渴咽痛，小便短赤，大便臭秽黏腻不爽，舌苔厚腻，脉濡数或滑数，可投本方酌加土茯苓、萆薢等中药治疗。

（4）激素依赖性皮炎、脂溢性皮炎　患者自觉倦怠，胸闷腹胀，口渴咽痛，小便短赤，大便臭秽黏腻不爽，舌苔厚腻，脉濡数或滑数，可投本方酌加土茯苓、薏苡仁等中药治疗。

（5）脓疱疮　患者自觉倦怠，口渴咽痛，小便短赤，大便臭秽黏腻不爽，舌苔厚腻，脉濡数或滑数，可投本方酌加土茯苓、薏苡仁、鱼腥草、白芷等中药治疗。

【注意事项】

（1）若湿热入营，谵语、舌绛者，则非本方所宜。

（2）本方清利湿热，易伤阴液，凡阴虚者不宜使用。

当归拈痛汤

（《医学启源》）

【药物组成】羌活半两　甘草　茵陈酒炒，各五钱　防风　苍术　当归身

知母酒洗　猪苓　泽泻各三钱　升麻　白术　黄芩炒，各一钱　葛根　人参　苦参酒浸，各二钱

【服用方法】上锉，如麻豆大。每服一两，水二盏半，先以水拌湿，候少时，煎至一盏，去滓温服。待少时，美膳压之。

【功　　用】利湿清热，疏风止痛。

【今用处方】羌活10g，炙甘草10g，茵陈30g，防风10g，苍术10g，当归10g，知母10g，猪苓10g，泽泻15g，升麻10g，白术10g，黄芩10g，葛根30g，党参10g，苦参10g。

【方证要点】主治湿热相搏，外受风邪证。遍身肢节烦痛，或肩背沉重，或脚气肿痛，脚膝生疮，舌苔白腻微黄，脉弦数。

【适用病症】

（1）天疱疮、类天疱疮　患者素有肢节沉重肿痛，舌苔白腻微黄，脉数，若发天疱疮和类天疱疮，可投本方酌加土茯苓治疗。

（2）带状疱疹　患者素有关节炎，肢节沉重肿痛，舌苔白腻微黄，脉数，若发带状疱疹，可投本方酌加全蝎治疗。

（3）结节性红斑　患者素有肢节沉重肿痛，双下肢散在红斑和结节，疼痛明显，舌苔白腻微黄，脉数，可投本方治疗。

（4）痤疮　患者素有肢节沉重困倦，舌苔白腻微黄，脉数，可投本方治疗。

（5）湿疹　患者素有肢节沉重困倦，皮疹多为水疱，丘疹，瘙痒明显，舌苔白腻微黄，脉数，可投本方酌加土茯苓治疗。

（6）单纯性疱疹　患者无论是口周还是外生殖器疱疹，若见困倦，口干，便干溲赤，舌红，苔黄腻，脉濡数，用可投本方治疗。

（7）荨麻疹　患者素有肢节沉重肿痛，舌苔白腻微黄，脉数，若发风团瘙痒，可投本方酌加徐长卿、路路通、荆芥治疗。

【注意事项】脾胃虚弱者慎用，长期应用建议剂量减半，定期检查肝肾功能。

四妙丸

（《成方便读》）

【药物组成】苍术　牛膝　黄柏盐炒　薏苡仁

【服用方法】水泛为丸，每服6~9g，温开水送下。

【功　　用】清热利湿。

【今用处方】苍术15g，黄柏10g，牛膝12g，薏苡仁30g。

【方证要点】湿热下注所致的痹病，症见足膝红肿，筋骨疼痛，溲赤，舌苔黄腻。

【适用病症】

（1）湿疹　患者皮疹以水疱、渗出、丘疹为主，溲赤，舌苔黄腻，可投本方酌加土茯苓、白鲜皮、革薢等中药治疗。

（2）丹毒　患者双下肢鲜红肿胀，疼痛明显，溲赤，大便溏，黏马桶，舌红苔黄腻，脉数，可投本方合四妙丸酌加蒲公英、地丁、连翘等中药治疗。

（3）过敏性紫癜　患者若见溲赤，大便溏，黏马桶，舌红苔黄腻，脉数，可投本方合桂枝茯苓丸等中药治疗。

【注意事项】忌食酒、肥甘之品，阴虚者禁用。

除湿胃苓汤

（《医宗金鉴》）

【药物组成】苍术炒　厚朴姜炒　陈皮　猪苓　泽泻　赤茯苓　白术土炒　滑石　防风　山栀子生研　木通　肉桂　甘草生

【服用方法】水二盅，加灯心草五十寸，煎八分，空腹时服。

【功　　用】清热燥湿，健脾燥湿，和中利水。

【今用处方】苍术12g，厚朴12g，陈皮10g，猪苓15g，泽泻15g，茯苓15g，白术15g，滑石15~30g，防风10g，栀子12g，木通10g，肉桂10g，甘草12g。

【方证要点】脘腹胀满，口黏腻不爽，纳差，嗳气吞酸，肢体沉重，怠惰嗜卧，溲赤，微渴，舌苔黄腻，脉濡数。

【适用病症】

（1）天疱疮、类天疱疮 患者倦怠乏力，脘腹胀满，纳差，嗳气吞酸，肢体沉重，大便黏腻，溲赤，舌苔黄略腻，脉濡数，可投本方酌加土茯苓等中药治疗。

（2）掌跖脓疱病 患者手足密集水疱，基底淡红肿胀，瘙痒，患者倦怠乏力，脘腹胀满，纳差，嗳气吞酸，肢体沉重，大便黏腻，溲赤，舌苔黄略腻，脉濡数，可投本方酌加土茯苓、薏苡仁、黄芪、连翘等中药治疗。

（3）痤疮 患者面部皮脂溢出明显，脘腹胀满，纳差，嗳气吞酸，肢体沉重，怠惰嗜卧，溲赤，舌苔黄腻，脉濡数，可投本方酌加白芷、连翘、银花、蒲公英、地丁等中药治疗。

（4）带状疱疹 患者倦怠乏力，脘腹胀满，纳差，嗳气吞酸，肢体沉重，大便黏腻，溲赤，舌苔黄略腻，脉濡数，可投本方酌加柴胡、黄芩、徐长卿、鱼腥草等中药治疗。

（5）湿疹 患者皮疹以水疱、丘疹、渗出为主，伴倦怠乏力，脘腹胀满，纳差，嗳气吞酸，肢体沉重，大便黏腻，溲赤，舌苔黄略腻，脉濡数，可投本方酌加白鲜皮、土茯苓、防风、荆芥等中药治疗。

（6）银屑病 患者倦怠乏力，脘腹胀满，纳差，嗳气吞酸，肢体沉重，大便黏腻，溲赤，舌苔黄略腻，脉濡数，可投本方酌加白鲜皮、白芷、补骨脂、土茯苓、荆芥、防风等中药治疗。

（7）荨麻疹 患者倦怠乏力，脘腹胀满，纳差，嗳气吞酸，肢体沉重，大便黏腻，溲赤，舌苔黄略腻，脉濡数，可投本方酌加苏叶、徐长卿、荆芥、防风等中药治疗。

【注意事项】

（1）风寒咳嗽、肺虚喘咳不宜使用。

（2）本方药性平和，犹宜于正气未伤，伏火不甚者。

五皮散

（《华氏中藏经》）

【药物组成】生姜皮　桑白皮　陈橘皮　大腹皮　茯苓皮各等份

【服用方法】上为粗末，每服三钱，水一盏半，煎至八分，去滓，不拘时候温服，忌生冷油腻硬物。

【功　　用】利水消肿，理气健脾。

【今用处方】生姜皮10g，桑白皮15g，陈皮10g，大腹皮15g，茯苓皮15g。

【方证要点】主治脾虚湿盛，气滞水泛之皮水证。一身悉肿，肢体沉重，心腹胀满，上气喘急，小便不利，以及妊娠水肿，苔白腻，脉沉缓。

【适用病症】

（1）湿疹　患者周身散发或泛发渗出糜烂，丘疹和水疱，瘙痒明显，肢体沉重，心腹胀满，上气喘急，小便不利，苔白腻，脉沉缓，可投本方酌加白鲜皮、地骨皮、白术、苍术等中药治疗。

（2）荨麻疹　患者周身起苍白色风团，瘙痒明显，肢体沉重，心腹胀满，上气喘急，小便不利，苔白腻，脉沉缓，可投本方合玉屏风酌加荆芥、防风、路路通等中药治疗。

（3）银屑病　患者腋窝、大腿内侧和外阴散发红斑、丘疹、渗出和鳞屑，自觉瘙痒，可投本方酌加蒺藜、土茯苓、白鲜皮、薏苡仁等中药治疗。

【注意事项】服药期间，忌食生冷油腻硬物。

萆薢渗湿汤

（《疡科心得集》）

【药物组成】萆薢　薏苡仁　赤茯苓　黄柏　丹皮　泽泻　滑石　通草

【服用方法】水煎服。

【功　　用】清热除湿，泻火解毒。

【今用处方】萆薢15~30g，薏苡仁30g，赤茯苓30g，黄柏12g，丹皮12g，泽泻15g，滑石30g，通草10克。

【方证要点】主治湿热下注之臁疮，以舌红苔黄腻为辨证要点。

【适用病症】

（1）湿疹　患者皮疹以丘疱疹、红斑肿胀、水疱、糜烂、渗液为主，自觉剧痒，溲赤，大便溏，粘马桶，舌红苔黄腻，脉数，可投本方治疗。

（2）生殖器疱疹 患者体质壮实，溲赤，大便溏，粘马桶，舌红苔黄腻，脉数，可投本方治疗。

（3）丹毒 患者双下肢鲜红肿胀，疼痛明显，溲赤，大便溏，粘马桶，舌红苔黄腻，脉数，可投本方酌加蒲公英、连翘等中药治疗。

（4）掌跖脓疱病 患者体质壮实，掌跖红肿，密集脓疱，灼热瘙痒，溲赤，大便溏，粘马桶，舌红苔黄腻，脉数，可投本方酌加蒲公英、土茯苓、连翘等中药治疗。

（5）足癣 浸渍糜烂型足癣，多个趾缝糜烂红肿瘙痒疼痛，舌红苔黄腻，脉数，可投本方酌加土茯苓、薏苡仁、苍术、白芷等中药治疗。

（6）银屑病 患者体质壮实，皮疹潮红湿润，舌红苔黄腻，脉数，可投本方酌加土茯苓、苍术、薏苡仁、白芷等中药治疗。

【注意事项】滑石有致癌嫌疑，中病即止，不宜久服。

独活寄生汤

（《备急千金要方》）

【药物组成】独活三两　桑寄生　杜仲　牛膝　细辛　秦艽　茯苓　肉桂心　防风　川芎　人参　甘草　当归　芍药　干地黄各二两

【服用方法】上药㕮咀，以水一斗，煮取三升，分三服，温身勿冷也。

【功　　用】祛风湿，止痹痛，益肝肾，补气血。

【今用处方】独活 10g，桑寄生 30g，杜仲 12g，牛膝 10g，细辛 6～10g，秦艽 10g，茯苓 15g，肉桂 10g，防风 10g，川芎 10g，人参 10g，炙甘草 10g，当归 10g，芍药 10g，地黄 10g。

【方证要点】主治痹证日久，肝肾两虚，气血不足证。腰膝疼痛、痿软，肢节屈伸不利，或麻木不仁，畏寒喜温，心悸气短，舌淡苔白，脉细弱。

【适用病症】

（1）白癜风 患者若见腰膝疼痛、痿软，肢节屈伸不利，或麻木不仁，畏寒喜温，心悸气短，舌淡苔白，脉细弱，可投本方酌加补骨脂、白芷、菟丝子、鸡血藤、阿胶等中药治疗。中老年患者应用机会更多。

（2）系统性硬皮病 周身皮肤硬化，头面部四肢为甚，肢节屈伸不利疼痛，腰膝疼痛，畏寒喜温，心悸气短，舌淡苔白，脉细弱，可投本方治疗。

（3）荨麻疹 患者若见腰膝疼痛、痿软，肢节屈伸不利，或麻木不仁，畏寒喜温，心悸气短，舌淡苔白，脉细弱，可投本方酌加路路通、荆芥、防风等中药治疗。

（4）银屑病 患者皮疹以斑块，银白色鳞屑为主，伴瘙痒，周身皮肤干燥少汗，伴有腰膝疼痛、痿软，肢节屈伸不利，或麻木不仁，畏寒喜温，心悸气短，舌淡苔白，脉细弱，可投本方酌加补骨脂、白芷、蒺藜、乌梅等中药治疗。

【注意事项】痹证之属湿热实证者忌用。

五神汤

（《外科真诠》）

【药物组成】茯苓　车前子　银花　牛膝　紫花地丁

【服用方法】水煎服。

【功　　用】清热利湿，解毒化瘀。

【今用处方】茯苓15g，车前子15g，银花15~30g，牛膝15g，紫花地丁30g。

【方证要点】皮疹红肿热痛，小便赤痛，舌红脉数。

【适用病症】

（1）丹毒 患者皮疹红肿热痛，小便赤痛，舌红脉数，可投本方合四妙丸治疗。

（2）结节性红斑 患者双下肢散在结节和红斑，自觉红肿热痛，小便赤痛，舌红脉数，可投本方合桂枝茯苓丸治疗。

（3）过敏性紫癜 患者紫癜色鲜红，小便赤痛，舌红脉数，可投本方合泻心汤治疗。

（4）白色萎缩、变应性皮肤血管炎 患者皮疹红肿热痛，小便赤痛，舌红脉数，可投本方合四妙勇安汤治疗。

（5）甲沟炎 患者大趾甲廓皮肤红肿热痛，小便赤痛，舌红脉数，可投本方合四妙丸治疗。

【注意事项】脾胃虚寒者慎用。

祛痰剂

温胆汤

（《三因极一病证方论》）

【药物组成】半夏汤洗七次　竹茹　枳实麸炒，去瓤，各二两　陈皮三两　甘草一两，炙　茯苓一两半

【服用方法】上锉为散。每服四大钱，水一盏半，加生姜五片，大枣一枚，煎七分，去滓，食前服。现代用法：加生姜5片，大枣1枚，水煎服，用量按原方比例酌减。

【功　　用】理气化痰，清胆和胃。

【今用处方】姜半夏12g，竹茹10g，枳实12g，陈皮10g，炙甘草10g，茯苓15g。

【方证要点】胆怯易惊，头眩心悸，心烦不眠，夜多异梦；或呕恶呃逆，眩晕，癫痫，苔白腻，脉弦滑。

【适用病症】

（1）白癜风　患者胆怯易惊，心烦失眠多梦，苔白腻，脉弦滑，可投本方酌加补骨脂、白芷、苏叶、白术、苍术等中药治疗。

（2）痤疮　患者胆怯易惊，心烦失眠多梦，苔白腻，脉弦滑，可投本方酌加白芷、浙贝母、薏苡仁、连翘等中药治疗。

（3）神经性皮炎　患者胆怯易惊，心烦失眠多梦，苔白腻，脉弦滑，可投本方酌加石菖蒲治疗。

（4）带状疱疹后神经痛　患者胆怯易惊，心烦失眠多梦，苔白腻，脉弦滑，可投本方酌加全蝎治疗。

（5）荨麻疹　患者胆怯易惊，心烦失眠多梦，苔白腻，脉弦滑，可投本方酌加荆芥、防风、徐长卿、路路通等中药治疗。

（6）斑秃 患者常有恐惧感，心烦失眠，苔白腻，脉弦滑，可投本方合桂枝加龙骨牡蛎汤或柴胡加龙骨牡蛎汤治疗。

（7）湿疹 患者胆怯易惊，心烦失眠多梦，苔白腻，脉弦滑，可投本方酌加白鲜皮、地骨皮、土茯苓、荆芥等中药治疗。

（8）结节性痒疹 患者胆怯易惊，心烦失眠多梦，苔白腻，脉弦滑，可投本方酌加全蝎、桂枝、煅牡蛎治疗。

【注意事项】忌辛辣、油腻、烟熏食品。

柴胡陷胸汤

（《重订通俗伤寒论》）

【药物组成】柴胡一钱　姜半夏三钱　小川连八分　苦桔梗一钱　黄芩钱半　栝楼仁杵，五钱　小枳实钱半　生姜汁四滴，分冲

【服用方法】水煎服。

【功　　用】和解清热，涤痰宽胸。

【今用处方】柴胡 10g，姜半夏 10g，川连 5g，桔梗 10g，黄芩 10g，栝楼仁 30g，枳实 12g，生姜 10g。

【方证要点】寒热往来，胸胁痞满，按之疼痛，呕恶不食，口苦且黏，目眩，或咳嗽痰稠，苔黄腻，脉弦滑数。

【适用病症】

（1）痤疮 囊肿性痤疮患者若见胸胁痞满，按之疼痛，呕恶不食，口苦且黏，目眩，或咳嗽痰稠，苔黄腻，脉弦滑数，可投本方酌加生牡蛎、浙贝母、白芷等中药治疗。

（2）带状疱疹 患者若见胸胁痞满，按之疼痛，呕恶不食，口苦且黏，目眩，或咳嗽痰稠，苔黄腻，脉弦滑数，可投本方合瓜蒌红花甘草汤酌加泽泻、全蝎等中药治疗。

（3）银屑病 患者若见胸胁痞满，按之疼痛，呕恶不食，口苦且黏，目眩，或咳嗽痰稠，苔黄腻，脉弦滑数，可投本方酌加鱼腥草、菝葜、土茯苓等中药治疗。

【注意事项】忌辛辣、油腻、烟熏食品，脾胃虚寒患者慎用。

贝母瓜蒌散

（《医学心悟》）

【药物组成】贝母一钱五分　瓜蒌一钱　花粉八分　茯苓八分　橘红八分　桔梗八分

【服用方法】水煎服。

【功　　用】润肺清热，理气化痰。

【今用处方】浙贝母 12g，瓜蒌 30g，天花粉 15g，茯苓 15g，橘红 10g，桔梗 15g。

【方证要点】主治燥痰，症见咳嗽痰少，咯痰不爽，咽喉干燥，苔白而干。或治面部起囊肿，粉刺，或四肢起结节。

【适用病症】

（1）**痤疮**　皮疹以囊肿为主，平素咽喉干燥，晨起咯少量痰，面部起粉刺，囊肿，大便干结，可投本方合二陈汤治疗。

（2）**结节性痒疹**　四肢散发大量结节，瘙痒明显，平素咽喉干燥，晨起咯少量痰，面部起粉刺，囊肿，大便干结，可投本方酌加蜈蚣、全蝎治疗。

（3）**颜面播散性粟粒性狼疮**　面部散发红色结节，无任何自觉症状，平素咽喉干燥，晨起咯少量痰，可投本方合小柴胡汤治疗。

（4）**原发性皮肤淀粉样变**　四肢密集大量坚实褐色丘疹，瘙痒明显，平素咽喉干燥，晨起咯少量痰，可投本方合桂枝茯苓丸治疗。

【注意事项】对于肺肾阴虚，虚火上炎及温燥伤肺之咳嗽，则非所宜。

海藻玉壶汤

（《医宗金鉴》）

【药物组成】海藻　昆布　贝母　半夏　青皮　陈皮　当归　川芎　连翘　甘草　独活　海带

【服用方法】水煎，食前后服之。

【功　　用】化痰软坚，理气散结。

【今用处方】海藻 30g，昆布 30g，浙贝母 12g，姜半夏 15g，青皮 10g，陈皮 10g，当归 10g，川芎 10g，连翘 15g，独活 10g，生甘草 15g，海带 30g。

【方证要点】瘿瘤初起，或肿或硬，或赤或不赤，但未破者，甲状腺功能亢进，脂膜炎，乳腺增生，淋巴结核，结核性腹膜炎，多发性疖病等。

【适用病症】

（1）痤疮　面部以白头粉刺和囊肿为主要皮疹，可投本方合方消瘰方（元参、煅牡蛎、浙贝母）治疗。

（2）结节性痒疹　周身散在坚硬褐色结节，瘙痒明显，以四肢为重，可投本方合桂枝茯苓丸酌加全蝎、蜈蚣治疗。

【注意事项】

（1）服药期间，先断厚味荤腥，次宜绝欲虚心。

（2）本方应使用，直至病愈。甘草与海藻比例应小于 1∶2，这样不但无副作用，而且还可增强疗效。

外用药膏

紫草油

（经验方）

【药物组成】紫草　香油

【外用方法】外敷患处。

【功　　用】活血化瘀，润映生肌。

【今用处方】紫草 50g，香油 250g。

【方证要点】以水火烫伤、冻疮溃烂、久不收口为辨证要点。

【适用病症】

湿疹、接触性皮炎、隐翅虫皮炎、激素依赖性皮炎、瘙痒症、带状疱疹、单纯疱疹、银屑病、脂溢性皮炎、手足皲裂症、玫瑰糠疹、红皮病等皮肤病　均可应用，若皮肤表现为皲裂，干燥瘙痒脱屑，或皮肤灼热红肿瘙痒等症状，均有应用之机会。

【注意事项】对香油（芝麻油）过敏患者慎用。

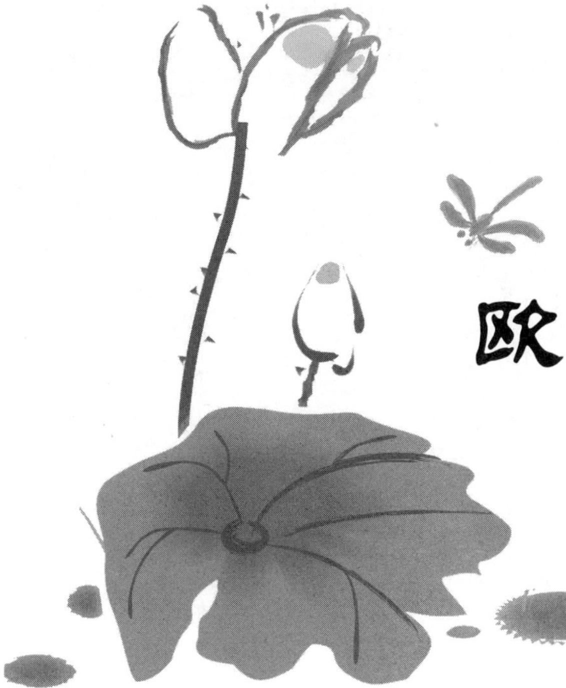

欧柏生教授经验方

散寒活血祛白方

【药物组成】麻黄 3~6g　制附子 5~12g　细辛 3g　干姜 5~9g　当归 5~10g　桂枝 10g　通草 3~6g　桃仁 6~10g　红花 3~6g　白芍 10g　川芎 6~12g　熟地 10g　丹参 10g　大枣 10g　甘草 6g　补骨脂 10g　白芷 3~6g　女贞子 10g　旱莲草 10g　制首乌 10g　菟丝子 10g　沙苑子 10g　枸杞子 10g

【服用方法】水煎服。

【功　　用】散寒通络，活血补肾。

【适用病症】

白癜风　患者白斑呈瓷白色，白斑区毛发变白，边界清或不清，泛发或局限，病情静止或发展缓慢，或有家族史，兼见形寒肢冷，疲倦乏力，小便清长，舌质淡苔白，脉沉紧。

【注意事项】

（1）体质偏热性者慎用。

（2）孕妇慎用。

（3）长期应用定期检查肝肾功能。

（4）心律失常者慎用。

（5）麻黄、附子、细辛、桃仁、补骨脂、白芷、制首乌长期应用宜小剂量。

七宝当归祛白方

【药物组成】制首乌 10g　茯苓 10g　牛膝 10g　当归 10g　枸杞子 10g　菟丝子 10g　补骨脂 10g　当归 10g　白芍 10g　川芎 10g　生地 10g　白蒺藜 10g　防风 10g　荆芥穗 10g　黄芪 30g　甘草 10g　生姜 10g

【服用方法】水煎服。

【功　　用】补益肝肾，活血化瘀。

【适用病症】

白癜风 患者病情处于发展期或静止期，或有家族史，或合并有甲亢或甲减，精神紧张，焦虑忧郁，虚烦失眠，脱发，多汗，舌淡红，苔薄白，脉弦。

【注意事项】

（1）长期应用定期检查肝肾功能。

（2）制首乌、补骨脂剂量不宜过大，或不宜长时间大剂量应用。

疏肝补肾祛白方

【药物组成】柴胡 10g　郁金 8g　白芍 10g　川芎 8g　补骨脂 10g　白芷 6g　黄芪 10g　女贞子 10g　旱莲草 10g　黑芝麻 10g　制首乌 10g　菟丝子 10g　沙苑子 10g　枸杞子 10g　刺蒺藜 10g　丝瓜络 15g　桂枝 12g　丹参 10g　五味子 10g　桃仁 8g　红花 3g　浮萍 10g　紫苏叶 6g　生姜 8g　大枣 8g　甘草 10g

【服用方法】水煎服。

【功　　用】疏肝解郁，活血补肾。

【适用病症】

白癜风 患者病情处于发展期，或有家族史，或合并有甲亢（或甲减），精神紧张，焦虑忧郁，虚烦失眠，脱发，多汗，舌淡红，苔薄白，脉弦。

【注意事项】长期应用定期检查肝肾功能，柴胡、补骨脂、白芷、制首乌、桃仁、刺蒺藜长期应用剂量宜小，可间歇性使用。

健脾祛白汤

【药物组成】桂枝 8g　白芍 8g　生姜 8g　红枣 8g　甘草 8g　煅龙骨 12g　煅牡蛎 12g　黄芪 12g　白术 12g　防风 10g　菟丝子 10g　补骨脂 10g　白芷 5g　五味子 8g

【服用方法】水煎服，每日 1 剂，分 2 次服用。剂量根据年龄酌减。连服 3 月，无效停用。

【功　　用】调和营卫，益气健脾。

【适用病症】

儿童白癜风　患者形体消瘦，面色萎黄，神疲乏力，自汗恶风，容易感冒，纳差，虚烦失眠，容易受到惊吓，舌淡红，脉浮虚数。

【注意事项】

（1）热病汗出慎用。

（2）阴虚盗汗慎用。

（3）服药期间饮食宜选清淡之品，忌油腻食物。

（4）白芷、补骨脂长期应用，宜小剂量间歇性使用，定期检查肝肾功能。

苏叶祛白酊

【药物组成】制附子 15g　干姜 15g　苏叶 10g　补骨脂 30g　白芷 30g　独活 10g　乌梅 15g　马齿苋 30g　刺蒺藜 30g　女贞子 15g　沙苑子 15g　煅自然铜 30g　桂枝 12g　丹参 30g　红花 12g　甘草 6g

【外用方法】以上药物泡 75% 酒精即可外用，根据皮肤耐受程度每日外涂 1~3 次。药物选用免煎颗粒更佳，泡后即可应用。

【功　　用】温阳活血化瘀。

【适用病症】白癜风。

【注意事项】

（1）外用药物后适当日晒 5~10 分钟，避免暴晒。

（2）避免大面积外用，以免发生刺激性反应。

（3）发展期慎用。

（4）外阴、眼睑部位慎用。

参芪止疱颗粒

【药物组成】太子参 10g　黄芪 30g　白花蛇舌草 30g　大青叶 30g　板蓝根 30g　鱼腥草 30g　知母 12g　黄柏 12g　丝瓜络 30g　薏苡仁 30g　柴胡 10g　甘草 10g

【服用方法】以水1200ml，煮沸后调至文火再煮40分钟，取汤液300ml，分2次饭后温服。

【功　　用】益气养阴，清热解毒利湿。

【适用病症】

复发性生殖器疱疹　患者疱疹反复发作，腰膝酸软、口干心烦，失眠多梦或五心烦热，遗精早泄，舌淡少苔，脉细数。

【注意事项】长期服用建议检查肝肾功能。

柴瓜蝎汤

【药物组成】柴胡12~15g　黄芩12~15g　甘草10g　瓜蒌壳30~60g　瓜蒌仁30g　红花8g　全蝎3g　泽泻15~30g　徐长卿15g

【服用方法】以水1200ml，煮沸后调至文火再煮40分钟，取汤液300ml，分2~3次饭后温服。

【功　　用】和解少阳，活血通络。

【适用病症】

带状疱疹　患者若见口干口苦，口黏腻不清，纳差，大便正常或便秘，小便黄，可投本方治疗。经常腹泻者，去瓜蒌，合五苓散；夜尿多，困倦疲乏者，合真武汤；气短懒言者合补阳还五汤；头面部患者加川芎15g。疼痛剧烈者重用附子（15~80g）和细辛（6g），结痂后可合用血府逐瘀汤治疗。

【注意事项】

（1）对全蝎过敏者慎用。

（2）凝血机制缺陷障碍者慎用。

柴陷银屑方

【药物组成】柴胡12g　黄芩10g　党参10g　生姜10g　大枣10g　炙甘草10g　法半夏10g　瓜蒌皮30g　瓜蒌仁30g　黄连5g　陈皮10g　鱼腥草30g　乌梅10g　蒺藜10g　土茯苓30g

【服用方法】以水1200ml，煮沸后调至文火再煮40分钟，取汤液300ml，

分 2~3 次饭后温服

【功　　用】清热化痰、解热除烦。

【适用病症】

银屑病　患者皮疹以红色丘疹为主，伴心烦失眠，胸胁胀闷，口苦、小便黄，可有咳嗽咳痰，便秘，舌红苔黄或黄腻，脉浮数或弦。

【注意事项】

（1）体质偏寒性者慎用。

（2）孕妇、年老体弱着慎用。

柴银汤

【药物组成】柴胡 30g　法半夏 10g　党参 10g　炙甘草 10g　黄芩 10g　生姜 10g　红枣 10g　银花 30g　连翘 30g　淡竹叶 15g

【服用方法】以水 1200ml，煮沸后调至文火再煮 40 分钟，取汤液 300ml，分 2~3 次饭后温服

【功　　用】和解少阳，解表清热。

【适用病症】

病毒疹如水痘、麻疹、风疹　患者伴有发热恶寒、头痛、鼻塞流涕、咽喉疼痛、咳嗽，全身酸痛，纳差，困倦乏力，口苦，舌红苔腻，脉浮数，可用本方治疗。治疗单纯疱疹、带状疱疹酌加鱼腥草 30g，或合瓜蒌红花甘草汤。

【注意事项】治疗头 3 天，柴胡剂量为 30g，儿童酌减，3 天后柴胡剂量减半。

柴芷消痤汤

【药物组成】柴胡 12g　黄芩 10g　法半夏 10g　炙甘草 10g　白芷 10g　薏苡仁 30g　浙贝母 15g　土茯苓 30g　连翘 15~30g

【服用方法】以水 1200ml，煮沸后调至文火再煮 40 分钟，取汤液 300ml，分 2~3 次饭后温服。

【功　　用】和解少阳，清热解毒。

【适用病症】

痤疮 患者皮疹以炎性红色丘疹和脓疱为主，伴有口干、口苦、口臭，脾气急躁，舌边尖红，苔薄黄，脉弦数。

【注意事项】长期应用定期检查肝肾功能，柴胡、白芷、半夏不宜长时间大剂量使用。

桂龙勇安汤

【药物组成】煅龙骨 30g 煅牡蛎 30g 牛膝 12g 薏苡仁 30g 银花藤 30g 当归 10g 玄参 12g 炙甘草 10g 桂枝 12g 白芍 15g 生地 30~200g 大枣 10g 制附子 10g 白鲜皮 30g 乌梢蛇 30g

【服用方法】以水 1200ml，先煎煅龙骨、煅牡蛎、制附子 30 分钟，余药同下再煮 40 分钟，取汤液 300ml，分 2~3 次饭后温服。

【功　　用】调和营卫，清热解毒除湿，温阳活血止痛。

【适用病症】

白色萎缩、变应性皮肤血管炎 症见患者足部畏寒，溃疡灼热疼痛，可用本方治疗。

【注意事项】长期服用，定期检查肝肾功能。

激素皮炎方

【药物组成】黄连 5g 黄芩 10g 黄柏 10g 栀子 10g 荆芥 15g 川芎 10g 生地 100~250g 薄荷 10g 柴胡 10g 紫草 10g 赤芍 30g 百合 30g 肉桂 10g 制大黄 6~10g

【服用方法】以水 1200ml，煮沸后调至文火再煮 40 分钟，取汤液 300ml，分 2~3 次饭后温服。

【功　　用】泻火解毒。

【适用病症】

激素依赖性皮炎 患者体质壮实，面部大片状或弥漫性红斑，或有炎性丘疹、脓疱、脱屑，毛细血管扩张。自觉皮肤灼热瘙痒，皮肤敏感、脱屑，烦躁，可伴有口干、口苦、口渴，口臭，便秘，溲赤，舌红苔黄，脉弦数。也可用于治疗痤疮、脂溢性皮炎、玫瑰糠疹、银屑病、红皮病等皮肤病。

【注意事项】

（1）本方偏于寒凉，故脾胃虚寒患者慎用。

（2）阴虚虚热者慎用。

（3）年老体弱、孕妇慎用。

（4）虚阳上浮者不适用本方。

（5）长期应用剂量酌减，定期检查肝肾功能。

路路通抗敏方

【药物组成】荆芥 15g　路路通 10g　防风 10g　蝉蜕 6g

【服用方法】以水 1200ml，先煮荆芥、防风、路路通，后下蝉蜕，取汤液 300ml，分 2~3 次饭后温服。

【功　　用】祛风止痒。

【适用病症】

荨麻疹　适用于各型荨麻疹，本方可以作为治疗荨麻疹的基本方。即可内服，又可外用。

【注意事项】对蝉蜕过敏者慎用。

玫瑰糠疹验方

【药物组成】麻黄 6~10g　连翘 15~30g　赤小豆 30g　桑白皮 12g　杏仁 10g　炙甘草 10g　生姜 10g　大枣 10g　石膏 30g　知母 10g　地骨皮 30g　白鲜皮 15g　紫草 10g

【服用方法】以水 1200ml，煮沸后调至文火再煮 40 分钟，取汤液 300ml，分 2~3 次饭后温服。

【功　　用】解表清热祛湿。

【适用病症】

玫瑰糠疹 患者体质壮实，疹色鲜红，伴烦热，口渴，口苦小便黄，大便黏滞，排便不爽，舌红苔黄或黄腻，脉浮数。

【注意事项】

（1）脾胃虚寒和阴虚火旺者慎用。

（2）虚阳上浮者慎用。

（3）孕妇，年老体弱者慎用。

（4）心律失常者慎用。

天疱泻心汤

【药物组成】黄芩 3g 黄连 10g 黄柏 10g 制大黄 5~10g 白术 15~30g 土茯苓 30~100g 生地 60g

【服用方法】以水 1200ml，煮沸后调至文火再煮 40 分钟，取汤液 300ml，分 2~3 次饭后温服。

【功　　用】清热解毒，健脾祛湿。

【适用病症】

天疱疮、类天疱疮、家族性慢性良性天疱疮 患者体质壮实，水疱基底潮红，伴有心烦易怒，口臭，口苦，口渴，咽痛，大便干结、小便黄，舌红苔黄，脉弦数。

【注意事项】长期服用建议检查肝肾功能。

田七清银汤

【药物组成】田七粉 3g（兑） 太子参 10g 土茯苓 30g 白鲜皮 15g 石膏 30g 生地 30g 元参 10g 麦冬 15g 丹参 15g 黄连 5g 银花 15g 竹叶 10g

【服用方法】水煎服。

【功　　用】清热活血，益气养阴。

【适用病症】

银屑病 患者皮疹鲜红，心烦失眠，口渴便秘，脉细数，舌红干。

【注意事项】虚寒体质慎用。

壮药扶莲解毒补虚方

【药物组成】扶芳藤 30g 黄花倒水莲 20g 半边莲 15g 半枝莲 15g 白花蛇舌草 30g 甘草 6g

【服用方法】水煎服。

【功　　用】解毒补虚，清热祛湿。

【适用病症】

复发性生殖器疱疹 患者容易疲倦乏力，口渴，口苦，小便黄，大便正常，舌红苔薄黄，脉虚数。

【注意事项】痰多患者应化痰后应用。

四弯风汤

【药物组成】马齿苋 10g 黄芪 10g 白鲜皮 10g 生地 10g 茯苓 10g 山药 15g 白术 10g 薏苡仁 10g 甘草 10g

【服用方法】水煎服。

【功　　用】健脾益气，清热祛湿。

【适用病症】

异位性皮炎 患者体质瘦弱，面色黄白，多汗，容易感冒，全身皮肤干燥，脱皮，瘙痒明显，纳差，大便干燥，对气温变化非常敏感，病情容易反复发作，舌红苔黄或黄腻，脉浮数，可用本方治疗。若患者脾气暴躁，容易发怒，注意力不集中，颈部淋巴结肿大，咽喉肿痛，常合小柴胡汤治疗；若经常腹痛，可合小建中汤治疗；若合并喷嚏连连，水鼻涕多，出汗少，可合小青龙汤治疗。

【注意事项】方中剂量可根据病情和年龄适当加减，长期应用需定期检查肝肾功能。

藿香土荆皮泡足治癣方

【药物组成】 藿香 30g　土荆皮 30g　苦参 30g　蛇床子 30g　紫草 10g　地榆 30g　花椒 10g　野菊花 30g

【外用方法】 水煎液泡足。

【功　　用】 清热解毒祛湿。

【适用病症】

主治各型足癣。

【注意事项】 外用药物，禁止内服。

附录

中医皮肤科研究生如何学好皮肤性病学

中医皮肤性病学是中医外科学的一个重要分支，目前已经发展成为临床的一级学科，作为一名中医皮肤科研究生在3年的研究生学习生涯中，如何学好中医皮肤性病学，做一名基本功扎实、临床思维广阔、理论联系实际、不断进取的皮肤科医生已经成为导师和同学们共同探讨的课题。对于这个课题，在此谈谈个人的粗浅体会同道商榷。

一、重视中医皮肤性病学基础知识和技能的学习

皮肤性病学是一门直观性很强的形态学，也是所有学科中病种最多的学科，约有2000多种，临床常见者亦有300多种，皮肤病性病的体征主要通过原发性皮疹与继发性皮疹来描述，学好皮疹是迈出学会皮肤病性病的第一步，学生应当熟练掌握8个原发性皮疹(斑疹、丘疹、斑块、风团、结节、水疱、脓疱、囊肿)和10个继发性皮疹(鳞屑、浸渍、糜烂、苔藓样变、抓痕、痂、萎缩、瘢痕)的基本概念，掌握透过皮疹这个现象了解疾病本质的本领，通过望诊达到“望而知之”和“司外揣内，见微知著”高超的本领，这是皮肤性病学研究生练就一双火眼金睛的基本功之一，要做到这点就要体会同一个病的不同皮疹表现，同一皮疹在不同病的异同，多看不同作者编著的皮肤性病学图谱，多看专业皮肤性病学杂志的病例报告，比如《临床皮肤科杂志》以临床少见、罕见或容易误诊的病例报告为主，有详细的临床表现和病理分析，图文并茂，很值得皮肤性病学研究生学习。俗话说“百闻不如一见”，皮肤性病科医生只有多看患者，多看图谱，才能在脑海中不断储存各种皮肤病的信息，从而通过皮疹的望诊和辨证达到诊治疾病的本领。

二、衷中参西，树立正确的整体辨病辨证思维观

不少皮肤病必须借助皮肤组织病理、免疫组化、真菌和性病实验室等领域的知识才能做出正确的诊断，许多皮肤病性病的发病涉及病理学、微生物学、免疫学、分子生物学、遗传学等诸多领域。发病往往与机体整体密不可

分，十分复杂。因此要克服以病论病、单纯着眼于皮肤的观点，树立“见皮休治皮”的意识和整体的辨病辨证思维观。绝对不要看到皮疹就想到过敏，吃一片氯苯那敏、打一针激素，抹点药膏了事，而应该认识到皮肤性病学知识的广阔性、深奥性和复杂性。不具备一定理论基础和临床实践能力，略知皮毛即沾沾自喜，浅浮辄止往往会误入歧途。事实上，临床上有很多皮肤病的皮疹只是该病的皮肤表现而已，真正发病的部位在脏腑，比如系统性红斑狼疮，面部特征性的蝶形红斑是诊断系统性红斑狼疮的重要线索，通过狼疮全套检查就可以知道患者的脏腑和免疫系统出了严重的病变，同时又让医患双方都知道这是一个需要终身治疗的疾病，这样我们就对系统性红斑狼疮的诊断和预后有了全面的了解。又如一幼儿同时出现口周皮炎，肢端湿疹样皮疹，腹泻，按常规根据皮疹很容易考虑为奶癣(婴儿湿疹)，但如果我们拥有整体的辨病辨证思维观，把这几个体征综合予以考虑，我们就会给出一个完全不同的诊断——肠病性肢端皮炎，这是一种常染色体隐性遗传病，微量元素锌的缺乏导致该病的发生，补锌治疗有满意的疗效。从上面的例子可以看出，树立正确的整体辨病辨证思维观对如何学好皮肤性病学是多么的重要。

三、要掌握皮肤病理和真菌、性病的实验室诊断知识

皮肤组织病理不仅对皮肤病的诊断有价值，而且对了解疾病的发生、发展、转归、机体的全身状态以及对治疗方法的选择均有重要意义，如果不做病理，有很多疑难皮肤病得不到正确的诊断，在治疗上无异于瞎子摸象。对真菌学镜检、鉴定和性病的实验室检查等知识同样要有一定的了解，不具备皮肤病理和性病真菌实验室诊断的知识，仅仅靠三个指头，望闻问切诊治疾病，显然已经落伍于这个时代，既不利于诊治，也不利于医患双方的沟通，对个人和科室的整体临床水平、科研能力将大打折扣，将严重阻碍科室的进一步发展。认为把西医的诊疗方法和技术“拿”过来用就是毁灭中医的观点是极端错误的，要知道X射线也不是西医的东西，被现代医学“拿”过来应用后，诞生了一门新的学科——放射学，极大促进了现代医学在诊断上的发展。所以只有走中西医结合的道路，充分运用和发挥中医药在治疗皮肤病方面的优势，才是中医皮肤病学取得跨越式发展的模式。因此蓄纳必需的西医皮肤性病学知识，可以弥补中医皮肤性病学在诊断上的不足，增加了中医中药治疗皮肤病性病的病种，树立和强化了中医中药在治疗皮肤性病患者的声

誉。同时也为学生在选择科研课题，树立立体的科研思维，探索疾病的发病机理、总结导师经验，开拓新疗法、新技术提供了另外的一种解决问题的途径和思维方法。

四、善于总结皮肤病性病临床诊治经验

从皮疹的发生部位诊断皮肤病，例如颜面部多发痤疮、脂溢性皮炎；小腿好发湿疹、瘙痒症、血管性皮肤病；带状疱疹只发身体的一边；手足口同时起疱疹很可能是手足口病。

从皮疹的类型、形态、颜色诊断皮肤病，例如全身起红色风团，首先要考虑荨麻疹；躯干起丘疱疹，质硬，色红，多半是丘疹性荨麻疹；全身出现水疱、丘疹渗出、糜烂、鳞屑等对称性多形性瘙痒性皮疹，最有可能是湿疹。阴囊起暗红色结节，皮肤柔嫩部位起隧道，往往是疥疮特有的临床表现。

以较单一皮疹为主要临床表现的皮肤病，要从自觉症状，发病部位，实验室检测等多个方面鉴别，例如自觉灼痛，沿身体一侧呈带状分布的群集性疱疹首先要考虑带状疱疹；轻微灼痛的口腔黏膜交界处疱疹多是单纯疱疹；有冶游史，发于生殖器部位多无明显自觉症状的疱疹，疱疹病毒抗体阳性则是生殖器疱疹。

用歌诀、成语、俚语等趣味形式来总结某些皮肤病的临床表现，急性湿疹的临床表现可总结为为“一多（指多形皮疹）二痒三对称，暴露（指暴露部位）多发界（指边界）不清，渗出明显易复发”，又如水痘的皮疹可概括为“丘疱痂斑，四世同堂”，把水痘分批出现，同一部位同时可见丘疹、疱疹、结痂、红斑等临床特点充分展示了出来，让人过目不忘。

强化记忆某些疾病所特有的以及与其他疾病共有的具有较大诊断价值特征性皮疹改变，比如同形反应（kobner 现象）见于银屑病、扁平疣、扁平苔藓、白癜风；Gottron 征和眶周出现水肿性紫红色斑是诊断皮肌炎的特征性皮疹；雷诺氏征 (Raynaud) 多见于系统性红斑狼疮和系统性硬皮病；人工划痕征见于人工荨麻疹，白色划痕征则见于肥大细胞增生症；白色 Wickham 纹和紫红色多角形扁平丘疹见于扁平苔藓。

五、善于运用比较法诊断皮肤病

皮肤病皮损的表现多种多样，变化万千，学习中，通过比较法学习皮肤

病很容易抓住重点，把握看似零乱、无规律可循的知识，培养发现问题、分析问题、解决问题的能力。

横向比较法　在相同病因或类似病因的皮肤病间，既有相同的症状和体征，又有各自不同的特点，想要区分异同，只有进行横向比较法对比才能突出疾病的特点。比如水痘和带状疱疹都是由水痘－带状疱疹病毒引起，但两者的自觉症状和皮疹分布特点有很大的区别；单纯疱疹和生殖器疱疹，前者好发口周的皮肤和黏膜交界处，后者好发于生殖器和肛门；淋病和非淋性尿道炎临床表现的不同主要体现在自觉症状和脓液多少方面的区别。

纵向比较法　在病因不同的皮肤病间存在着相互联系，可出现相同的症状和体征，但又有着各自的特点，这就需要我们采用纵向比较法进行鉴别。比如手癣与手湿疹发病部位均在手，都可出现丘疹、水疱、鳞屑，伴不同程度的瘙痒。但手癣往往只发一只手，一般无渗出，真菌镜检阳性，而手湿疹皮疹多对称分布，可有渗出，真菌镜检阴性。通过纵向比较，学生学到的不仅仅是皮肤病的知识，而且学会运用疾病间互相联系、相互渗透的这种方法，达到培养学生思维能力的目的。

通过相似的临床表现将不同的皮肤疾病进行联系比较，如能引起鳞屑的皮肤病有湿疹、剥脱性角质松解征、手足癣、花斑癣、银屑病、剥脱性皮炎等等，我们通过这几种皮肤病进行鉴别、归纳和总结，可以加深对这些皮肤病的诊断。

通过具体的皮肤疾病将学过的一些概念进行联系比较，如在学习麻疹、丘疹性荨麻疹和荨麻疹的鉴别诊断时，首先要从皮疹的鉴别开始，麻疹的皮疹为红色斑疹、丘疹性荨麻疹为丘疱疹、荨麻疹为风团。通过皮疹的鉴别，既学到了新的知识，又巩固了总论的理论，达到了全面复习、系统理解的目的，培养了分析问题的能力。

六、掌握外治技术治疗皮肤病

外治法是皮肤科重要的治疗手段，具有“简便验廉”的特点，掌握外治疗法对提升临床技能大有裨益。研究生要熟练掌握常用的中医皮肤性病科外治疗法如穴位敷贴、敷脐疗法、中药敷脸、中药冷湿敷、艾灸疗法、水针疗法、拔火罐疗法、梅花针扣刺疗法，中药烫疗、熏蒸疗法等操作规范，也要掌握一些外治小验方，比如鸦胆子外治疣类皮肤病；白糖、生地龙液外治带状疱疹；三黄洗剂和五味消毒饮煎煮液冷湿敷治疗渗出性湿疹皮炎等方法，疗效可靠，值得临床进一步研究，加以提高。要熟练掌握外治法，就必须能够根据皮疹正确选择恰当的剂型。比如同是急性湿疹（包括其他急性皮炎），如表现为大量渗出、糜烂就应选用溶液冷湿敷，忌用软膏、酊剂、洗剂、擦剂等剂型，否则会导致病情加重。

七、掌握经方在皮肤性病科的运用

经方此指汉医圣张仲景所著《伤寒杂病论》所记载之方剂，被后世誉为“方书之祖”，经方药简效宏，具有“普、简、廉、效”的特点。将其活用于皮肤疾患，若辨证准确，方证对应，常获佳效。要想尽快走入中医皮肤性病科临床，早日成为一名合格的皮肤性病科医生，就要从运用经方治疗皮肤性病科常见病多发病处着手。比如应用桂枝汤加减可治疗荨麻疹；麻黄连翘赤小豆汤化裁治疗湿疹；桂枝茯苓丸化裁治疗过敏性紫癜、结节性红斑；茵陈蒿汤化裁治疗痤疮；当归四逆汤治疗寒冷性荨麻疹、冻疮、硬皮病均有很好的临床疗效。要学好经方，用好经方，首先要诵读经典，必须能够熟读或背诵《伤寒杂病论》的条文，掌握其内涵，探寻规律，借鉴前辈的经验和自己的悟性在实践中反复体验，总结经验，逐渐摸索出一些经方治疗皮肤病的经验，最终达到得其精要，也为日后研究疑难病症打下了临床基础。

参考文献

[1] 黄煌．经方使用手册 [M]. 北京：中国中医药出版社，2015.

[2] 黄煌．中医十大类方 [M]. 江苏：江苏凤凰科学技术出版社，2010.

[3] 李小荣，薛蓓云，梅莉芳．黄煌经方医案 [M]. 北京：人民军医出版社，2013.

[4] 李博鑑．皮科精方心典 [M]. 北京：人民卫生出版社，2015.

[5] 张仲景撰．钱超尘，郝万山整理．伤寒论 [M]. 北京：人民卫生出版社，2013.

[6] 张仲景撰．何任，何若苹整理．金匮要略 [M]. 北京：人民卫生出版社，2013.

[7] 冯学功．伤寒杂病论大字诵读版 [M]. 北京：中国中医药出版社，2012.

[8] 欧阳卫权．伤寒论六经辨证与方证新探—经方辨治皮肤病心法 [M]. 北京：中国中医药出版社，2013.

[9] 门纯德．名方广用 [M]. 重庆：科学技术出版社重庆分社，1990.

[10] 矢数道明．临床应用汉方处方解说 [M]. 北京：人民卫生出版社，1983.

[11] 李文瑞．经方化裁 [M]. 北京：学苑出版社，2005.

[12] 刘渡舟．新编伤寒论类方 [M]. 北京：人民卫生出版社，2013.

[13] 李冀．方剂学 [M]. 北京：中国中医药出版社，2012.

[14] 汤本求真．皇汉医学 [M]. 北京：中国中医药出版社，2007.

[15] 陈明．金匮名医验案精选 [M]. 北京：学苑出版社，1999.

[16] 赵辨．临床皮肤病学 [M]. 第 3 版．南京：江苏技术出版社，2001.

[17] 张璐．张氏医通 [M]. 北京：人民卫生出版社，2006.

[18] 孙思邈．备急千金要方 [M]. 北京：中国中医药出版社，2011。

[19] 李可．李可老中医急危重症疑难病经验专辑 [M]. 太原：山西科学技术出版社，2002.

[20] 刘渡舟．经方临证指南 [M]. 北京：天津科学技术出版社，1993.

[21] 夏应魁 . 怎样学好皮肤性病学做一名优秀的皮肤科医生 [J]. 中国皮肤性病学杂志，2005，19(1)：1~2，18.

[22] 李运模 . 比较教学法论略 [J]. 中南民族学院学报（人文科学版），2000，20(3)：125~127.

索　引

K

L

T

W

X